Kent

Neue Arzneimittelbilder
der homöopathischen
Materia medica

Neue Arzneimittelbilder der homöopathischen Materia medica

Von Prof. Dr. James Tyler Kent †

Aus dem Amerikanischen
von Willi Leßmann

4. Auflage

Karl F. Haug Verlag · Heidelberg

Die Deutsche Bibliothek – CIP-Einheitsaufnahme

Kent, James Tyler:
Neue Arzneimittelbilder der homöopathischen materia medica / von James Tyler Kent.
Aus dem Amerikan. von Willi Leßmann. – 4. Aufl. – Heidelberg : Haug, 1997
  Einheitssacht.: New remedies <dt.>
  ISBN 3-7760-1672-8

1. Auflage 1980 – 3. Auflage 1992

© 1997 Karl F. Haug Verlag, Hüthig GmbH, Heidelberg

Alle Rechte, insbesondere die der Übersetzung in fremde Sprachen, vorbehalten. Kein Teil dieses Buches darf ohne schriftliche Genehmigung des Verlages in irgendeiner Form – durch Photokopie, Mikrofilm oder irgendein anderes Verfahren – reproduziert oder in eine von Maschinen, insbesondere von Datenverarbeitungsmaschinen, verwendbare Sprache übertragen oder übersetzt werden.
All rights reserved (including those of translation into foreign languages). No part of this book may be reproduced in any form – by photoprint, microfilm, or any other means – nor transmitted or translated into a machine language without written permission of the publisher.

ISBN 3-7760-1672-8

Gesamtherstellung: Konkordia Druck GmbH, 77815 Bühl

Inhalt

Geleitwort	6
Vorwort des Übersetzers	8
Aletris farinosa	9
Alumina phosphorica	10
Alumina silicica	17
Arsenicum sulphuratum flavum	27
Aurum arsenicicum	37
Aurum iodatum	43
Aurum sulphuratum	46
Baryta iodata	52
Baryta sulphurica	55
Calcarea iodata	60
Calcarea silicica	64
Calendula officinalis	76
Caulophyllum thalictroides	77
Cenchris contortrix	77
Culex musca	93
Ferrum arsenicosum	98
Ferrum iodatum	104
Hamamelis virginiana	109
Kali arsenicosum	111
Kali bichromicum	120
Kali muriaticum	121
Kali silicicum	127
Natrum silicicum	135
Sulphur iodatum	141
Vespa vulgaris	148
Wyethia helenoides	149
Zincum phosphoricum	149

Geleitwort

Durch die Einführung des „Arzneimittelbildes" als des Inbegriffs dessen, was „an jeder Arznei insbesondere das Heilende ist" (Organon § 3), schuf Samuel Hahnemann die Voraussetzungen, um nunmehr nach dem Ähnlichkeitsprinzip „apriorisch gewiß", das heißt wissenschaftlich heilen zu können. Durch das Arzneimittelbild wird Arzneimedizin in der Gestalt von Homöopathie wissenschaftliche Arzneimedizin, ohne es bleibt sie vorwissenschaftliche Empirie. Deshalb kann sich auch der Fortschritt der Homöopathie nicht in experimentellen Beweisen von Hypothesen, nicht in Medikamentenversuchen an Patienten und auch nicht in nachträglichen Publikationen von Heilungsgeschichten vollziehen, sondern eigentlich in der Gewinnung zuverlässiger Arzneimittelbilder aus Arzneiprüfungen am Gesunden, toxikologischen und klinischen Beobachtungen.

Es ist deshalb auch kein Zufall, daß der bedeutendste, bis heute nachwirkende Lehrer und Praktiker der Homöopathie nach Hahnemann, James Tyler Kent (1849–1916), „Neue Arzneimittelbilder" hinterlassen hat, die von ihm und seinen Schülern unter günstigen Umständen noch an den großen homöopathischen Medical Colleges der USA geprüft und verifiziert worden sind.

Es handelt sich um 27 Mittel, von denen 14 völlig neu sind. Die Mehrzahl dieser verdient unsere besondere Aufmerksamkeit, weil sie aufgrund ihres mineralischen Charakters zu großen Mitteln der Behandlung tiefgewurzelten chronischen Krankseins werden können. Im Gegensatz zu Kents Standardwerken sind jedoch diese erst 1926 postum edierten „New Remedies" bei uns kaum bekannt und noch weniger in die ärztliche Praxis integriert. Ein erster Schritt dorthin wurde vom „Synthetischen Repertorium" getan, indem dieses die Allgemeinsymptome dieser Mittel bereits der Repertorisation erschließt. Wenn jetzt dank der Übersetzung der ganzen Arzneimittelbilder durch Herrn Willi Leßmann auch der Vergleich der Partikularsymptome des Patienten mit dem Mittelbild möglich ist, steht der therapeutischen Anwendung der neuen Mittel dort, wo die Allgemeinsymptome passen, nichts mehr im Wege.

Für den Gebrauch des vorliegenden Buches wäre zu beachten, daß die Anordnung des amerikanischen Originals einmal der Großeinteilung in die Allgemeinsymptome des Mittels einerseits und die Teilsymptome nach dem Kopf-zu-Fuß-Schema andererseits folgt, wobei, wie im Repertorium, die Allgemeinsymptome von Schlaf, Frost, Fieber und Haut am Schluß erscheinen. Innerhalb der Abschnitte erfolgt die Aufzählung der Symptome in alphabetischer Anordnung und im Wortlaut des Repertoriums, wobei eine differenzierte Interpunktion die genaue Abgrenzung von Symptomen hinsichtlich ihrer rubrikalen Plazierung ermöglicht. Mit Ausnahme der alphabetischen Ordnung hat die vorliegende Übersetzung diese Darstellungsweise genau beibehalten, insofern ausdrücklich auf eine naheliegende Kürzung durch Vereinigung von Rubriken und Unterrubriken verzichtet wurde. Der Benützer hat damit die Möglichkeit, das Krankheitsbild des Patienten genau auf das Arzneimittelbild abzustimmen.

Die Hersteller unserer Einzelmittel mögen sich durch das Erscheinen dieses Buches angeregt sehen, die neuen Mittel in ihr Angebot in den benötigten Potenzstufen, und das sind hier vor allem Hochpotenzen, aufzunehmen.

Dr. med. Will Klunker

Vorwort des Übersetzers

Das Erscheinen der 2. Auflage der „New Remedies" möchte ich zum Anlaß nehmen, Herrn Dr. WILL KLUNKER noch einmal meinen tiefempfundenen Dank auszusprechen für die bereitwillige und sachkundige Unterstützung bei der Herausgabe dieser bis dahin im deutschsprachigen Raum weitgehend unbekannten Arzneimittelprüfungen KENTS, die ich zunächst nur für den eigenen Gebrauch aus dem Amerikanischen übertragen hatte.

Die – von mir unerwartet – nun bereits im 8. Jahr erforderlich gewordene Neuauflage unterstreicht zum einen die bleibende und wieder wachsende Bedeutung der klassischen Homöopathie als Behandlungsprinzip ganzheitlicher Medizin auch im deutschen Sprachraum, belohnt zum anderen aber auch die mühevolle und zeitaufwendige Erschließung des KENTschen Originaltextes während langer Monate begleitend zum Studium der „Schulmedizin".

Daß die Lehre SAMUEL HAHNEMANNS ihren Siegeszug fortsetzen und breiteren Eingang in die praktische Medizin finden möge, ist mein diese Neuauflage begleitender Wunsch.

Willi Leßmann

Aletris farinosa

Dieses vernachlässigte, jedoch sehr nützliche Mittel ist häufig angezeigt bei Frauenbeschwerden, insbesondere solcher Frauen, die zu Hämorrhagien neigen; uterine Blutungen, sei es nach einem Abort oder in Verbindung mit den Menses. Starke Blutungen aus dem Uterus sind charakteristisch. Blutungen, bei denen sich der Uterus mit Blut anfüllt und dann stark anschwillt, es dann in großen Klumpen auswirft, gefolgt von reichlichen Blutungen mit oder ohne schmerzhaften Kontraktionen.

Reichlicher Fluß der Menses, gefolgt von wäßrigem Ausfluß zwischen den Perioden, hin und wieder übergehend in reichlichen gußweisen Ausfluß mit schwarzen Klumpen. Dieses Mittel ist nützlich im kritischen Alter, wenn es mit Blutungen verbunden ist.

Die Blutungen dieses Arzneimittels hängen mit seinem schlaffen, geschwächten Uterus zusammen. Allgemeine Schwäche der Fortpflanzungsorgane ist sein führendes Hauptsymptom; Atonie. Schwäche des Uterus mit wiederholten Fehlgeburten oder Blutungen, begleitet von großer Erschöpfung der Patientin. Quetschungsgefühl in der Ovarialgegend, besonders der rechten; herabziehendes Gefühl im Bereich des Uterus, als wollten die Beckenorgane heraus. Starke Verschlimmerung beim Gehen.

Ein Blutungsanfall, der mitten in der Nacht mit großer Stärke auftrat — die Patientin erwachte, unfähig zu sprechen vor Erschöpfung aufgrund des starken Blutverlustes — wurde von Aletris 45 M geheilt. Dieser Frau ging bei Husten, Gehen und Schlafen Urin ab — ein Symptom, das schon über viele Jahre bestand und von Aletris gänzlich geheilt wurde. Dieser Urinabgang wurde stets durch Erkältungen ausgelöst.

Abneigung gegen Nahrung; Übelkeit; hartnäckige Verdauungsstörungen.

Die Patientin hat ein blaßgrünliches Gesicht, möchte sich hinlegen und den ganzen Tag nichts anderes tun, als sich ausruhen. Werden solche entkräfteten Frauen schwanger, leiden sie unter Erbrechen und Koliken; der Magen scheint ebenso schwach zu sein wie die Genitalorgane.

Sehr hartnäckige Verstopfung.

Bevor dieses Mittel bekannt wurde, war Kreosotum das meistversprechende Mittel bei reichlichem schaumigem Aufstoßen und Erbrechen; dieses Mittel muß statt Kreosotum bei Schwangerschaftserbrechen angewandt werden, wenn die Symptome passen.

Starke Schmerzen in Rektum und Anus; sehr großer, harter und schwer zu entleerender Stuhl. Schmerzhafte Verstopfung.

Alumina phosphorica

Verschlechterung der Symptome MORGENS, vormittags, NACHMITTAGS, NACHTS; vor Mitternacht, nach Mitternacht. Großes Verlangen nach frischer Luft, welche bessert. Ausgeprägte allgemeine Anämie. Einzelne Teile schlafen ein. Allgemeine katarrhalische Zustände. Chlorosis. Kälteempfindlichkeit, Kälte verschlechtert allgemein. Allgemeine Empfindlichkeit sowohl gegen Kälte als auch gegen warmes Zimmer; Verschlechterung durch kalte Luft und Abkühlung; erkältet sich bei geringster Kälteexposition. Konstriktionsgefühl wie von einem Band um den Körper. Das Mittel ist durch klonische, epileptische, hysterische Muskelkrämpfe gekennzeichnet; Neigung zum Fallen mit ausgeprägter Steife; tonische Kontraktionen; konvulsive Bewegungen. Die Blutgefäße sind weitgestellt. Die Symptome verschlechtern sich nach dem Essen und sehr ausgeprägt durch *körperliche Anstrengung*. Schwächegefühl und häufige Ohnmacht. Allgemeine Abmagerung. Unverträglichkeit kalter Getränke und Speisen, von Milch, Kartoffeln und *warmen Speisen*. Kribbeln am ganzen Körper. *Mangel an Lebenswärme*. Allgemeines Schweregefühl. Mangel an physischer Reizbarkeit. Verschlechterung durch Erschütterung und Auftreten. Muskel- und Gliederzuckungen; EXTREMES MATTIGKEITSGEFÜHL; Verlangen, sich hinzulegen. Liegen erschwert die Atmung, bessert aber die Kopfschmerzen. Langes Liegen sowie Liegen auf dem Rücken verschlechtern. Symptome schlechter vor den, während den und nach den Menses. Die meisten Symptome sind schlechter durch Bewegung, aber die Rückenschmerzen werden durch Bewegung besser. Ausgeprägte Abneigung gegen Bewegung und jegliche Anstrengung.

Taubheit der Glieder und äußeren Teile. Kongestion und Blutandrang. Die Schmerzen sind bohrend, *wie zerschlagen, brennend,* schneidend, grabend, zuckend, *drückend,* stechend und reißend. Es kann eines unserer besten Mittel werden bei Paralyse, besonders der unteren Extremitäten. Es hat einseitige Lähmung, schmerzlos. Organlähmung. Starkes inneres Pulsieren. Schneller, schwacher unregelmäßiger Puls. Große innere und äußere Empfindlichkeit. Allgemeine Besserung durch Druck. Schwäche und nervöse Prostration wie nach sexuellen Exzessen. Elektrische Schläge sind sehr häufig. Schlafen verschlechtert, Stehen ermüdet sehr. Spannungsgefühl im ganzen Körper, Zittern und Zucken. Gehen und Stehen an frischer Luft verschlechtert die Symptome, obwohl die frische Luft dem Patienten guttut. Große Schwäche morgens beim Erwachen, durch Diarrhö, *durch Anstrengung,* während der Menses und BEIM GEHEN. Nervöse und paralytische Schwäche. *Extreme Müdigkeit.*

Abneigung, Fragen zu beantworten und gegen Gesellschaft. Angst morgens beim Erwachen, abends und nachts. Angst des Gewissens, mit Furcht; Furcht vor der Zukunft; um seine Gesundheit. Geistesabwesend und unfähig, sich zu konzentrieren; geistige Verwirrung morgens. Er ist entmutigt, unzufrieden, neigt zu Widerspruch und ist sicher, daß er sterben wird. Sehr reizbar und vergeßlich. Furcht abends, vor dem Tod, vor Krankheit, daß etwas passieren würde, vor Geisteskrankheit, vor Unglück, vor Menschen, beim Erwachen. Es ist ein Mittel gegen die chronischen Folgen von Kummer und ergänzt IGNATIA sehr gut. Er ist zeitweise in großer Eile oder Erregung — voller Ideen —, später geht dies in Stumpfsinn über, Unachtsamkeit, Mangel an Ideen sowie Gleichgültigkeit, die an Imbezillität grenzt. Sehr unentschlossen und äußerst reizbar. Geisteskranke Handlungen und Reden. Abneigung gegen Arbeit, beklagt sich ständig über sein eingebildetes Unglück. Krampfhaftes Gelächter, manische Handlungen, wilde Freude; die Stimmungen ändern sich schnell und die Geisteszustände alternieren. Lebensüberdruß; sehr eigensinnig. Momente fehlender Vorstellungskraft oder von Zurückhaltung. Geistige Prostration ist ein ausgeprägter Charakterzug dieses wunderbaren Mittels. Traurigkeit morgens beim Erwachen und auch nachmittags; Sinnestrübung. Sehr lärmempfindlich. Manchmal sehr ernst. Neigung, schweigend dazusitzen. Auffahren beim Einschlafen. Sehr wirksam nach *sexuellen Exzessen und längerwährender geistiger Anstrengung;* es paßt oft bei geistigem Zusammenbruch am Ende eines Studiums. Er will sich nicht mit Freunden unterhalten; Geistesstumpfheit; Selbstmordgedanken. Redet im Schlaf. Wird sehr schüchtern. Denken an seine Symptome verschlechtert diese. Perioden von Bewußtlosigkeit. Weinen morgens beim Erwachen; während der Nacht; wechselt ab mit Lachen; unfreiwilliges Weinen; Weinen im Schlaf. SCHWINDEL *morgens;*

nachmittags, abends; *beim Schließen der Augen*, besser im Liegen; mit Übelkeit; im Sitzen; beim Bücken; beim Gehen. Gegenstände drehen sich im Kreis; Tendenz, vornüber zu fallen.

Wenn die genannten Allgemeinsymptome stark vertreten sind, wird das Mittel die nun folgenden Teilsymptome heilen.

Kälte des Kopfes; des Hinterkopfes; Blutwallung zum Kopf. Konstriktionsgefühl des Kopfes; der Stirn. Leeres Gefühl im Kopf. Haarausfall. Hitze im Kopf morgens und abends; nach dem Essen; in der Stirn. Schwerer Kopf morgens; beim Bücken. Jucken der Kopfhaut; der Stirn. Taubheit der Kopfhaut. Kopfschmerzen, morgens im Bett; beim Erwachen; mittags; nachmittags; abends; nachts; beim Aufwärtsgehen; durch Haaraufbinden; muß sich *nach dem Essen* hinlegen; vor und während der Menses; durch Kopfbewegung; Pulsieren; im Sitzen; nach dem Schlaf, von alkoholischen Getränken; beim Auftreten; beim Bücken; beim Gehen; *im warmen Zimmer*. Besserung an frischer Luft, im Liegen, durch Druck. Sie treten periodisch jeden zweiten Tag auf. Schmerzgefühl tief im Gehirn; Stirnkopfschmerz morgens beim Erwachen; nachmittags; abends; über den Augen. Schmerzen im *Hinterkopf; nach Schlaf,* beim Bücken. SCHMERZEN DER KOPFSEITEN; in den Schläfen, abends. Klopfender Scheitelschmerz nachmittags. Bohren in den Schläfen. Zerschlagenheitsschmerz im Kopf. Brennen in Stirn und Schläfen. Berstender und krampfartiger Kopfschmerz. Schneidender Schläfenschmerz. Ziehender Schmerz einer Kopfseite. Dumpfer Schmerz im ganzen Kopf. Drückender Kopfschmerz abends; Druck verschlimmert; in der Stirn; nach außen drückender Stirnkopfschmerz, über den Augen. Drückender Schmerz im Hinterkopf; in Seiten, Schläfen, nachts schlechter; Einwärtsdrücken in den Schläfen; drückender Scheitelschmerz. Schießender Hinterkopfschmerz; Scheitelschmerz. Wunder Schmerz im ganzen Kopf; stechender Schmerz beim Husten; in der Stirn, über den Augen; in den Seiten; Schläfen; Scheitel; rechte Seite; betäubende Kopfschmerzen, Reißen in der Stirn; Kopfseiten; Schläfen; Scheitel. Pulsieren in der Stirn; Hinterkopf; Seiten; Schläfen; Scheitel; Schläge im Kopf.

Die Lider kleben nachts zusammen. Risse in den Canthi. Gelbe, eitrige Absonderungen der Augen. Die Oberlider sind schwer und scheinen gelähmt zu sein. Trockene Augen. Konjunktivitis. Jucken der inneren Canthi und Lider. Tränenfluß im Freien. Das Öffnen der Augen ist erschwert durch Trockenheit, Lidschwäche und durch klebrige Absonderungen. Augenschmerzen vom Lesen. Brennen morgens beim Erwachen und *abends*; in den Canthi. Fremdkörperschmerz; *drückend*, wie von Sand in den Augen; wund, stechend. Photophobie und Lidzucken. Rötung der Augen. Lidschwellung. Lidzucken. Gerstenkörner an den Lidern. Er sieht helle Farben; Farbringe um das Licht. *Trübes Sehen.* Angestrengtes Sehen verursacht viele Symptome. Flimmern und Nebel vor den Augen. Sehnervenatrophie. Es heilte Blindheit, die durch Anämie des N. opticus hervorgerufen worden war.

Eitrige Ohrabsonderung. Ohrausschläge. Klapperndes Gefühl in den Ohren, die heiß und rot sind. Jucken, auch im Ohr. Ohrgeräusche morgens; abends; mit Schwindel; Summen; Flattern; Brummen; Klingeln; Zischen. Brausen, abends. Ohrschmerz beim Schneuzen und Schlucken. Bohren, Brennen, Stechen und *Reißen* in den Ohren. Pulsieren und Gefühl wie verstopft. Schwellung der Ohren. Das Gehör ist zunächst verschärft, später vermindert.

Stockschnupfen abwechselnd mit Fließschnupfen; mit Husten. Absonderungen blutig; reichlich; schorfig; wundmachend; *grünlich;* übelriechend; eitrig; gelbgrün; gelb; zäh; dick. Es heilt hartnäckigsten Nasenkatarrh. Schmerzhafte Trockenheit in der Nase. Nasenbluten beim Schneuzen. Nase sehr rot und juckend. Einseitige Verstopfung. Schmerz in der Nase und Nasenwurzel, bei Berührung oder Druck schlechter; Brennen in der Nase; *Verlust des Geruchssinns;* Nase geschwollen; Geschwür in der Nase; häufiges Niesen.

Trockene, rissige Lippen. Aussehen: krank, blaß, bläulich, rot — abwechselnd mit Blässe; rote Flecken. Ausschläge an den Wangen, am Kinn, auf Stirn und Nase. Ekzeme und Pickel; Pickel an der Stirn. Jucken und Hitze des Gesichts. Gesichtsschmerz, verschlechtert an frischer Luft und durch Kauen; Kieferbewegung verschlechtert; ziehende, stechende und reißende Schmerzen; Reißen in den Gesichtsknochen. Schweiß des Gesichts; Schwellung an Gesicht und Lippen; Gefühl von getrocknetem Eiweiß im Gesicht.

Das Zahnfleisch blutet leicht, die Zunge ist weiß belegt. Sehr trockener Mund mit übelriechendem, sogar fauligem Atem. Zahnfleisch- und Gaumenschmerz; Zahnfleisch und Gaumen wund. Brennen im Mund. Zahnfleischschwellung und Speichelfluß. Geschmack bitter, fad, salzig, metallisch, süßlich. Verlust des Geschmackssinnes. Brennende Ulzera im Mund. Zahnschmerz abends, an frischer Luft, beim Kauen, bei Berührung; bohrend, ziehend, stechend und reißend.

Konstriktionsgefühl im Hals abends und beim Erwachen infolge von

Trockenheit. Viel Räuspern, um die Kehle von zähem Schleim zu befreien. Halsentzündung, Klumpengefühl in der Kehle. Halsschmerz morgens; *beim Schlucken;* Brennen, Druck, Rohheit und Wundheit; morgens schlechter; Stechen beim Schlucken. Erschwertes Schlucken. Geschwollene Mandeln.

Appetit vermehrt, sogar gierig, ohne Genuß an den Speisen; hungrig auch nach dem Essen. Appetitmangel. Abneigung gegen das gewohnte Bier und die Zigarre, sowie gegen Speisen allgemein und Fleisch. Kälte im Magen. Zusammenziehen des Magens. Verlangen nach Kaffee, Früchten und Saurem. Aufblähung; nach dem Essen. Leeregefühl, nicht erleichtert durch Essen; ohne Hunger. Aufstoßen abends nach Milch; bitter; leer; sauer; wäßrig; erleichtert etwas. Der Patient leidet sehr unter Sodbrennen. Völle und Schwere nach dem Essen. Schluckauf nach dem Essen. Leidet viel an Verdauungsstörungen. Übelkeit morgens; abends; nachts; nach dem Essen; während Kopfschmerzen. Magenschmerz abends und nachts; nach dem Essen; besser nach warmen Getränken; krampfend, schneidend, ziehend, nagend, drückend, wund und stechend. Würgen. Senkungsgefühl. Extremer Durst. Durstlos bei Fieber. Erbrechen bei Husten; nach Wassertrinken; biliös; blutig; schleimig; wäßrig; Nahrung.

Kälte- und Völlegefühl im Abdomen. Aufblähung. Schwere- und Konstriktionsgefühl. Der Bauch fühlt sich schwer und zusammengeschnürt an. Bauchschmerzen morgens und nachmittags; nach dem Essen; vor den Menses; beim Gehen; besser durch Wärme. Kolikähnliche Krämpfe. Leberschmerz. Brennen, Schneiden und Stechen. Stechen in der Leber und im seitlichen Bauch; Rumpeln; Eingezogenheitsgefühl; Bauchmuskelzucken. Schwächegefühl im Bauch.

Verstopfung mit schwergängigem Stuhlgang; kein Stuhldrang, erfolglose Anstrengung. Anuskonstriktion während dem Stuhlgang. Diarrhö morgens; nachmittags; nach dem Frühstück; nach dem Essen; während den Menses. Analabszeß. Analfistel. Übelriechende Flatus. Kribbelgefühl im Anus. Blutende, hervortretende Hämorrhoiden, schlechter beim Gehen. Jucken und Nässen in der Analregion. Schmerz in Anus und Rektum. Brennen, Schneiden, Wundheit während des Stuhlgangs. Stechen und Tenesmus, Rektumparalyse. Striktur. Stuhl: schwarz, blutig, trocken, *grün, hart, knotig,* groß, lang und kleinkalibrig, weich, *dünn.*

Häufiger erfolgloser nächtlicher Harndrang; Tenesmus; Harnverhalten, Blasenlähmung. Druck in der Blase. Miktion erschwert; *schwa-*

cher Strahl, Nykturie. Unwillkürlicher Harnabgang beim Husten; muß lange warten, bis der Urin kommt oder lange pressen. Unbefriedigtes Gefühl nach dem Wasserlassen. Schwächegefühl in der Blase. Nierenschmerz und -entzündung. Prostatavergrößerung. Prostatasekretion bei Stuhlgang. Schleimig-chronische Absonderung aus der Harnröhre. Es heilte chronische Gonorrhö mit gelber Absonderung. Brennen beim Wasserlassen. Schneiden beim Wasserlassen. Urethraschwellung. Der Urin ist scharf, eiweißhaltig, brennend, beim Stehen Wolken bildend, dunkel, *blaß, reichlich*; Häutchenbildung auf der Oberfläche; *spärlich;* das Sediment ist rot, dick oder weiß.

Lästige Erektionen nachts; häufig, schmerzhaft, heftig, später Impotenz, Entzündung der Drüsen; Jucken der Genitalien; Wundschmerz der Hoden; Schwellung der Hoden; Schweiß der Genitalien.

Die Frau hat Abneigung gegen den Koitus; Koitus ohne Orgasmus. *Wundmachende Leukorrhö*, blutig, brennend, reichlich, dünn, gelb, vor den Menses, nach den Menses; Menses unregelmäßig, zu früh oder zu spät, schmerzhaft, blaß, spärlich, zu kurz. Prolapsus uteri. Muttermundulzeration.

Katarrh von Larynx und Trachea; Trockenheit des Larynx, Schleim im Larynx, Rohheit und Wundheit in Larynx und Trachea; Jucken im Larynx, Heiserkeit abends, mit Schnupfen, verschlechtert durch Sprechen. Die Stimme ist rauh, klingt hohl und geht schließlich ganz weg. Erschwertes Atmen nachts; asthmatisch, rasselnd und keuchend; Atemstop durch Husten. Verlangen nach einem tiefen Atemzug.

Husten MORGENS, nachmittags, abends; nachts; vor Mitternacht; in kalter Luft; asthmatisch; trocken abends und nachts; Husten abends trocken, morgens locker; hackender Husten abends; infolge von Reiz in Larynx, Trachea; der Husten ist morgens lose; tritt paroxysmal auf; ist rasselnd; kurz; quälend vom Sprechen; heftig. Auswurf morgens; blutig und reichlich; erschwert; Schleim, blutig; faulig; salzig; süßlich; zäh; weiß; gelb.

Angst und Konstriktion des Herzens. Hitzegefühl in der Brust. Bronchitis. Jucken der Brusthaut, besonders der Mammae. Beklemmung nachts. Brustschmerz nachts; beim Husten; nach dem Essen; beim Einatmen; in den Seiten; weh und brennend; drückend; Rohheitsgefühl beim Husten; Wundheitsgefühl beim Husten; Stiche beim Einatmen.

Herzklopfen morgens beim Erwachen; abends; nach dem Essen;

während den Menses; beim Erwachen; ängstlich; tumultuös. Schwächegefühl in der Brust.

Kältegefühl am Rücken. Pickel am Rücken. Entzündung des Rückenmarks. Jucken am Rücken. *Rückenschmerzen*, besser durch Bewegung; Aufstehen vom Sitzen; Gehen verschlechtert. Schmerz in der Halsregion vom Bewegen des Kopfes; Schmerz zwischen den Schulterblättern; in der Lumbalregion; Sakrum; Coccyx, bei Berührung; Wirbelsäule. Wehtun der Lumbalgegend bei Bewegung und im Gehen; schneidende Rückenschmerzen. *Wunder Zerschlagenheitsschmerz* in der *Wirbelsäule*, im Sakrum. Stechen im Rücken; Schulterblätter, Lendenregion. Reißen der Schulterblätter; der Lendenregion. Steifheit des Rückens; der Halsregion. Schwächegefühl in der Lendenregion.

Beim Gehen stolpert er. Alte Frostbeulen kommen wieder. Kalte Hände, Unterschenkel und Füße. Seine Hühneraugen schmerzen und stechen. Rissige Hände und Finger. Wadenkrämpfe. Furunkel an Nates und Oberschenkeln. Ausschläge an den Unterschenkeln. Kribbelgefühl in Armen und Füßen. Heiße Hände. Schweregefühl der *oberen* und *unteren Gliedmaßen*. Eingewachsene Zehennägel. Jucken der Glieder abends, wobei Kratzen verschlechtert; der Arme und Hände; *der Beine*; Zucken in den Beinen. Taubheit der Glieder; der Arme; der Beine; der Unterschenkel; der Füße. Schmerzen der Glieder nachts; Gelenke; Arme, wenn sie herunterhängen; linke Schulter; Ellenbogen; Oberschenkel, Unterschenkel, Füße und Fußsohlen. Wehtun der Unterschenkel. Brennen der Arme; Fußsohlen; Ziehen der Glieder; Arme; Unterarme; Oberschenkel; Knie. Wunde, wie zerschlagene Glieder; Gelenke; Beine; Unterschenkel. Stechende Schmerzen in den Extremitäten; obere Extremitäten; Oberarme; Ellbogen; Beine; Hüften; Knie; Unterschenkel; Sohlen; Zehen. Reißen in Armen; Schultern; Oberarmen; Ellenbogen; Unterarmen; Händen; Fingern; *Beinen*, Hüften, *Oberschenkeln, Knien*; Unterschenkeln; Füßen. Paralyse der Extremitäten; *einseitig;* schmerzlos; *der Beine*. Steifheit der Beine. Spannung in Oberschenkeln und Unterschenkeln. Kribbeln der Arme; Hände; Finger; Beine; Füße; Zittern der Arme, Hände und Knie. Muskelzucken; der Extremitäten. Schwäche der Glieder; Arme; *Beine; Oberschenkel; Knie*.

Tiefer Schlaf. Träume ängstlich; vom Tod; vom Fallen; von Einbrechern; von Ärger; spätes Einschlafen. Unruhiger Schlaf. Schläfrigkeit morgens; vormittags; abends; nach dem Mittagessen. Schlaflos *vor Mitternacht*. Nach dem Schlaf fühlt er sich unerfrischt. *Häufiges Erwachen.*

Frost vormittags; mittags; nachmittags; *abends im Bett, nachts*; vor Mitternacht. Frösteln nach dem Essen; innerliches Frösteln; Kälte herrscht (im Fieberanfall) vor. Schüttelfrost, täglicher Frostanfall; Frost oder Kälte einseitig; warmes Zimmer bessert nicht den Frost; Verlangen nach Wärme, die jedoch nicht bessert.

Fieber nachmittags; abends; nachts ohne Schweiß; alternierend mit Frost; Hitze steigt von unten nach oben. Hitzewallungen.

Schweiß morgens und in der Nacht; während der kleinsten Anstrengungen; *von der geringsten Beängstigung.*

Haut: Beißen und Brennen. Anästhesie der Haut. Sie ist trocken, brennend oder kalt. Rote Flecken. Gelb, wie ikterisch. Ausschläge: beißend; Furunkel; Blutschwären; brennend; kupferrot; werden feucht mit gelber Absonderung; trocken; Ekzeme; Herpes: brennend, ätzend, juckend; grindig und stechend. Hautausschläge jucken im warmen Raum. Pickel, flüchtige Rötungen und grindiger Ausschlag; schmerzende, wunde, stechende Ausschläge. Urtikaria, Knötchenbildung nach Kratzen. Bläschenausschlag. *Kribbelgefühl.* Jucken nachts im Bett; beißend, brennend, kriechend, schlechter nach dem Kratzen; stechend; schlechter im warmen Bett; Nässen nach Kratzen. Hautschmerz nach Kratzen. Hyperästhesie. Jucken und Stechen nach dem Kratzen. Spannungsgefühl in der Haut. Ulzera: übelriechend; mit gelbem Eiter; schmerzunempfindlich, juckend, empfindlich, schmerzhaft, stechend, nicht heilend. Die Haut heilt an verletzten Stellen allgemein schlecht.

Alumina silicica

Dieses wertvolle Heilmittel wird aus der Gesteinsart Andalusit gewonnen und besteht zu 63 Teilen aus Aluminium und zu 37 Teilen aus Kieselsäure. Es wird durch Trituration wie gewohnt aufgearbeitet.

Es ist vom Autor geprüft und viele Jahre lang klinisch angewandt worden. Es ist ein tief und lange wirkendes Arzneimittel und heilt chronische Beschwerden des Gehirns, Rückenmarks, Darms und der Nerven, auch solche, die sehr hartnäckig gewesen sind.

Seine Beschwerden werden meist nachmittags und abends, manchmal auch vormittags registriert. Einige Symptome treten nachts gleich nach Mitternacht auf.

Es besteht Verlangen nach frischer Luft, die guttut, kalte Luft jedoch verschlechtert alle Beschwerden; starke Verschlimmerung nach Abkühlung, hohe Erkältungstendenz; starkes Kältegefühl während Schmerzen, alle Schmerzen werden durch Wärme und warme Anwendung gebessert. Der Prüfer nimmt ab. Es heilte beträchtlich abgemagerte und anämische Patienten. Große Schwäche, Verschlechterung vieler Symptome durch Treppensteigen. Kongestion des Hirns, Rückenmarks und der Spinalnerven mit deutlichem Brennen und Stechen. Es heilte Polyneuritis und motorische Ataxie. Konstriktion ist ein deutliches Allgemeinsymptom, auch im Bereich der Körperöffnungen; Konstriktionsgefühl. Es war sehr hilfreich bei epileptischen und epileptiformen Konvulsionen, nicht während der Anfälle, sondern als Konstitutionsmittel, um sie abzuschwächen, seltener auftreten und schließlich ganz verschwinden zu lassen. Steifheit und tonische Kontraktion kamen bei den Prüfern vor. Erweiterung der Venen, Ohnmachtsanfälle. Die Symptome sind nach dem Essen schlechter, Besserung durch Fasten oder ganz kleine Nahrungsmengen. Verschlechterung durch kalte Speisen und Getränke, Milch und heiße Speisen.

Ameisenlaufen auf der Haut entlang den Nerven und innerlich. Völlegefühl im ganzen Körper mit Erweiterung der Venen. Schwere des Körpers und der Glieder. Verhärtung der entzündeten Teile. Entzündung der Nerven mit Brennen, Stechen, Prickeln und Taubheit; Gehirn, Wirbelsäule und Bauchorgane sind sehr empfindlich gegen Erschütterung, wie beim Fahren auf schlechter Straße. Ruckartige und zuckende Bewegungen der Muskeln. Die Mattigkeit ist so groß, daß man gezwungen ist, im Bett zu bleiben; man muß sich hinlegen, deutliche Empfindung spinaler Schwäche. Das Mittel heilte eine Frau, die aus Schwäche Jahre im Bett zubrachte. Muskelzerrung durch Heben, ähnlich wie bei Rhus tox. Zwar sind einige Symptome schlechter beim Liegen im Bett, im allgemeinen bessert Liegen jedoch und erfrischt den Patienten. Sie sagt: „Es geht mir so gut im Liegen!" Einige Symptome sind schlechter durch Liegen auf dem Rücken. Sie wünscht vollständige Ruhe, hat Abneigung gegen jegliche Bewegung, die auch verschlimmert. Vermehrte Schleimabsonderungen. Es heilte Lupus. Taubheit einzelner sowie schmerzhafter Partien; Taubheit bei Neuritis. Blut- und Hitzewallungen, die vom Körper zum Kopf aufsteigen.

Verschlechterung der Schmerzen durch Erregung und Bewegung, Besserung durch äußerliche Wärme und vollständige Ruhe. Alle Arten von Schmerzen: *brennend,* bohrend, *stechend,* zusammenziehend, schneidend, grabend, nagend, zuckend, lähmend, kneifend und *drückend.* Der ganze Körper ist berührungs- und druckempfindlich; *stechende,* REISSENDE und *geschwürige* Schmerzen wandern durch den ganzen Körper.

Die Schmerzen, wie viele andere Symptome, zeigen eine ausgeprägte Periodizität. Druck vermehrt sowie mindert die Schmerzen manchmal. Pulsieren am ganzen Körper, in Kopf und Bauch. Tachykardie abends und auch nachts. Liegen im Bett bessert, Aufstehen aus dem Bett oder vom Stuhl verschlechtert. Äußere und innere Überempfindlichkeit. Stehen verschlimmert alle Beschwerden.

Große Hitze im Sommer schwächt den Patienten. Schwellung der angegriffenen Partien und Drüsen. Spannungsgefühl des Rumpfes und der Gliedmaßen. Allgemeines Zittern, Gliederzittern. Zuckungen überall. Beschwerden beim Erwachen. Gehen ist fast unmöglich; schnelles Gehen oder Anstrengung bringt alle Symptome heraus; Schwäche durch Gehen. Nasses Wetter verstärkt die Symptome. Geschlossene warme Räume rufen viele Symptome hervor.

Es ist sehr hilfreich bei nervöser Entkräftung, begleitet von seelischer Erregung und Verschlechterung durch Ärger und Zorn. Zerstreutheit. *Angst,* abends, *nachts,* Gewissensangst, Angst um ihre Gesundheit, schlechter nach Schlaf. Eine Prüfperson fühlte geisteskrank zu werden und mußte dringend ein Antidot der C 30, die sie genommen hatte, bekommen. Will dies und das und ist nie zufrieden, kritisiert jedermann. Sie wünscht allein zu sein, was jedoch ihren Zustand verschlimmert, Besserung in Gesellschaft. Konzentrationsschwierigkeit. Geistesverwirrung jeden Morgen, schlechter beim Erwachen. Schlechter durch Widerspruch. Voller Widerspruch und launenhaft. Einige Prüfpersonen waren furchtsam und feige.

Sie meint, kleiner zu werden und zu fallen, falls sie aufsteht; sie sieht Visionen; Verzweiflung; Unzufriedenheit, Entmutigung und Verwirrung; lange Perioden geistiger Stumpfheit; Stumpfheit nach Schlaf.

Ausgeprägte Erregung der Phantasie; beständige Furcht; wacht auf mit Furcht und erschrickt leicht. Bemerkenswerte geistige Schwäche, Vergeßlichkeit, Gleichgültigkeit, Unentschlossenheit und Ideenlosigkeit, so daß der Zustand an Imbezillität oder drohende Geisteskrankheit erinnert. Hysterisches Lachen und viele hysterische Geistessymptome.

Sie ist mürrisch und eigensinnig, gedächtnisschwach. Wechselnde Stimmungen. Sprach-, Schreib- und Wortfehler. Gewissensbisse; religiöse Gemütsbewegungen und große Geistesschwäche am Rande der Geisteskrankheit; nützlich bei geistiger Erschöpfung nach langdauernder Kopfarbeit. Ängstliches und ruheloses Gemüt nachts; große *Traurigkeit*. Eine Prüfperson sagte, nie in ihrem Leben so unglücklich gewesen zu sein, aber sie fühlte sich besser, nachdem sie es jemandem erzählt hatte. Große Stumpfheit der Sinne. Sehr geräuschempfindlich. Sitzt lange Zeit, anscheinend ohne zu merken, was um sie vorgeht. Schlafwandeln. Zusammenzucken beim Einschlafen. Viele Selbstmordgedanken, Abscheu vor dem Leben, Verlangen, zu sterben. Langes Dasitzen, nicht zum Sprechen aufgelegt; Sprechen im Schlaf; Weinen im Schlaf. Willensschwach; Abneigung gegen geistige und körperliche Arbeit.

Schwindel morgens und abends; im Sitzen; beim Bücken; beim Gehen; bei plötzlichem Drehen des Kopfes; gebessert durch Liegen. Schwindel beim Augenschließen, Tendenz, nach vorn zu fallen; Schwindel wie betrunken, mit Brechreiz.

Blutandrang zum Kopf mit Gefühl des Kochens und Kälte des Hinterkopfes; Konstriktion der Kopfhaut, besonders an der Stirn. Leeregefühl im Kopf. Hitze und *Schwere* des Kopfes abends, besonders der Stirn. Viel Jucken und Kribbeln der Kopfhaut. Viel Kopfschmerz, *morgens, nachmittags, abends* und *nachts;* Verschlimmerung durch Kopfbeugen, Haareaufbinden, nach dem Essen; beim Zusammenbeißen der Zähne; vor und während der Menses; im Sitzen; nach Schlaf; nach Genuß von Stimulantien; bei kräftigem Auftreten und durch Bücken; Besserung der Kopfschmerzen durch Aufbinden, kalte Anwendungen, *kalte Luft, Liegen,* Kopfbewegen, Druck, Stehen und Gehen. Intermittierende Schmerzen tags und nachts. Periodische Kopfschmerzen. Lärm ruft pulsierenden Kopfschmerz hervor. Sie verlangt den Körper einzuhüllen, will den Kopf aber an frischer Luft haben. Kribbelgefühl wie von Ameisen im Gehirn, das den Körper abwärts bis zu den Zehen läuft. *Stirnkopfschmerz* über den Augen nachmittags und abends. Hinterkopf-, Schläfen-, Scheitel- und Seitenkopfschmerz, schlechter rechts. Kopfschmerz brennend, berstend, schneidend, ziehend, drückend, schießend, wund wie zerschlagen, stechend und reißend. Dumpfer Hinterkopf-, Scheitel- und Schläfenschmerz, verschlimmert durch Druck und geistige Anstrengung. Drücken in der Stirn, Auswärtsdrücken über den Augen. Druck in den Schläfen, am Scheitel und Hinterkopf. Während des Schmerzes fühlt sich der

Kopf so wund an, daß sie sich nicht die Haare kämmen oder bürsten kann. Stechende Schmerzen in der *Stirn*, den Seiten und Schläfen. Viele Kopfschmerzen sind so stark, daß sie vor Schmerz wie betäubt ist. Heftige reißende Kopfschmerzen abends; Reißen im Stirnhöcker; reißender Schmerz in Schläfen und Scheitel. Wandernde Kopfschmerzen, besser in Ruhe und im Sitzen. Pulsierender Schmerz, schlechter durch Lärm; Pulsieren in Stirn und Scheitel. Das Gehirn scheint geräuschempfindlich zu sein. Wenn etwas zu Erde fällt, scheint es auf ihren wunden Kopf zu fallen.

Die Augenlider sind während der Nacht verklebt und sondern morgens dicken Schleim ab. Dunkle Ränder um die Augen; Gefühl von Vergrößerung der Augen mit Trockenheit. Katarrhalische Entzündung an frischer Luft, mit Jucken. Schmerzen in den Augen; Brennen in den Augen abends wie von Rauch; Brennen der Lider und Canthi; drückender Augenschmerz. Wundheit und Schmerz in den Augen wie von Sand; stechender Augenschmerz. *Photophobie.* Rötung der Augen. Gerstenkorn und Lidschwellung. Das Sehen ist trüb, verschlechtert nachts durch künstliches Licht und Anstrengung; nebliges, geschwächtes Sehen. Hypermetropie.

Eitrige Ohrabsonderung mit Jucken im Gehörgang. Heiße Ohren. Ohrgeräusche: Brummen, Flattern, Klingen, Brausen und Zischen. Tiefsitzender Ohrschmerz; stechender, bohrender und reißender Ohrschmerz. Gefühl wie verstopft, mit Pulsieren. Gehör zunächst verschärft, später nachlassend.

Die Atemluft scheint kalt in der Nase. Nasenhöhlenkatarrh und Retronasalkatarrh. BLUTIGE, krustige, *wundmachende, grünliche,* hart-klumpige, eitrige, dicke, manchmal wäßrige, stinkende, gelbe oder gelbgrüne Absonderungen. Schnupfen mit Husten; trockener, mit Fließschnupfen abwechselnder heftiger Schnupfen; viel Trockenheit der Nasenhöhle. Die Nase blutet beim Schneuzen. Völlegefühl, Jucken der Nase. Die Nase ist mit dickem Schleim und Krusten verstopft. Brennen und Reißen in der Nase; viel Wundheit der Nase, Nasenwurzel und Septum berührungsempfindlich; dumpfer Nasenschmerz beim Atmen, der sich zur Scheitelmitte aufwärts überträgt. Geruchssinn erst vermehrt, dann vermindert, schließlich verloren. Häufiges Niesen mit und ohne Schnupfen. Geschwüre der Nase. Hochgeschwollene Nase.

Gesichtsschmerz; Schmerz in den Backenknochen, mit Schläfenschmerz. Schmerz von den Schläfen zu den Backenknochen ziehend, schlechter im Freien und beim Kauen. Ziehende, stechende und reißende Gesichtsschmerzen. Blauviolettes Gesicht.

Aphthen der ganzen Mundschleimhaut; Zahnfleischbluten, weißer Zungenbelag. Mundtrockenheit. Bei Frost oder reißendem Kopfschmerz kleben die Lippen zusammen. Schleim sammelt sich im Mund und es besteht schlechter Mundgeschmack. Schmerzen in Zahnfleisch und Zähnen durch kalte Luft, Beißen und nach dem Essen. Wundgefühl von Zahnfleisch, Gaumen und Zunge; stechende und reißende Zahnschmerzen; *Speichelfluß*, Zahnfleisch geschwollen; Mundgeschmack blutig, metallisch, sauer oder fehlend. Das Essen schmeckt nach nichts. Zahnfleischgeschwüre. Sehr empfindliche Zähne. Wurzelschmerz der oberen Zähne beim Zusammenbeißen, zum Kopf ausstrahlend.

Leichte Hals- und Mandelentzündung. Hustet viel Schleim ab. Trockenheit im Hals beim Erwachen. Kloßgefühl; zäher haftender Schleim im Hals; Halsschmerz beim Schlucken, Brennen, Rohheit, Wundheit im Hals. Splittergefühl im Hals; stechender Schmerz beim Schlucken; Schlucken langsam und erschwert; Geschwüre im Hals, Mandelschwellung. Halslymphknotenschwellung.

Appetit vermehrt, später heißhungrig, aber Brechreiz nach dem ersten Bissen. Trotz guten Appetits hat er keinen Genuß an den Speisen; Appetit auf nicht erhältliche Dinge. Abneigung gegen Speisen, Fleisch und Kaffee; er glaubt, Speisen nicht verdauen zu können; Leeregefühl im Magen, durch Essen nicht gebessert. Aufstoßen bitter, leer, sauer, von Gegessenem, wäßrig, nach dem Essen mit Geschmack nach verdorbenem Fleisch, Pyrosis, Aufstoßen erleichtert jedoch. Völlegefühl nach dem Essen, oft schon nach einem Bissen. Gewicht im Magen nach dem Essen; Schluckauf, Sodbrennen und Ekel vor Speisen. Übelkeit morgens, abends, nachts; nach dem Essen, bei Kopfschmerz. Sehen von und Denken an Speisen erzeugt Übelkeit. Magenschmerzen abends und nachts, schlechter durch Essen. Brennen, mit Ausstrahlung nach oben, *Krampfen*, Drücken, Nagen, Schneiden und Stechen; nach dem Essen drückender Schmerz, gebessert durch Aufstoßen. Wundheitsgefühl bei Druck. Würgen. Senkungsgefühl, Gefühl eines Steins im Magen. Wasser schmeckt verdorben. Durst, jedoch nicht bei Fieber. Erbrechen oder *Husten* nach dem Essen und bei Kopfschmerzen; Erbrechen von Galle, schwarzem Blut, Speisen, Schleim und Wasser.

Festsitzende Blähungen, Völle, Auftreibung, Härte, Schwere und Konstriktion des Abdomens; Auftreibung schlechter nach dem Essen.

Bauchschmerzen, schlechter nach dem Essen, vor den Menses, bei den Menses, schlechter beim Gehen, besser durch warme Anwendungen; Schmerz in der Lebergegend; Brennen im Bauch. Krampfende, kolikartige Schmerzen vom Magen zum Darm mit Stuhldrang. Krämpfe im ganzen Bauch, muß eilen und einen wäßrigen, fötiden, gelben Stuhl absetzen. Schneidende, drückende und stechende Schmerzen im linken Oberbauch und in der Lebergegend; reißende Bauchschmerzen. Rumpeln und schneidender Bauchschmerz; Rumpeln und Spannungsgefühl im Abdomen.

Verstopfung mit schwergängigem Stuhl; karge, unbefriedigende Stuhlentleerung; viel Anstrengung, auch weicher Stuhl geht schwer ab. Afterkonstriktion beim Stuhlgang. Diarrhö treibt den Patienten morgens um 5 Uhr aus dem Bett; zuerst unverdaute Speisereste, dann wäßrig-klarer Stuhl mit viel Flatus nach Obst. Abgang von viel Gasen mit dem Stuhl. Stinkende Gase ohne Stuhl. Kribbelgefühl am Anus. Blutende äußere Hämorrhoiden. Inaktivität des Rektum; Jucken der Analregion — verschlimmert durch Kratzen; Feuchtigkeit um den Anus; Schmerzen des Anus bei Stuhlgang, Brennen beim Stuhlgang. Schneiden, Drücken, Stechen und Wundschmerz. Rektumtenesmen; Rektumparalyse. Erfolgloser Stuhldrang. Der Stuhl ist blutig, reichlich, dunkel, trocken, hart, knotig, groß, stinkend, kärglich, weich, dünn, wäßrig, unverdaut.

Paralytische Schwäche der Harnblase. Harnverhaltung. Tenesmen beim Wasserlassen. Erfolgloser Harndrang. Häufiger Harndrang, schlechter nachts. Schwacher Strahl, häufig nachts; muß lange auf den Urin warten. Unbefriedigtes Gefühl in der Blase nach der Miktion, Inkontinenz.

Prostatasekretion während dem Stuhlgang. Prostata vergrößert, wund und schmerzhaft; Prostatitis.

Schleimige und eitrige Harnröhrenabsonderungen; Brennen beim Urinieren; Schneiden während der Miktion.

Urin reichlich, später spärlich; brennend, wolkig und rot; rotes Sediment. Spezifisches Gewicht normal, Eiweiß und Zucker negativ.

Quälende Erektionen nachts, stark und schmerzhaft. Die Hoden sind geschwollen und hart; die Eichel ist rot und wund, das Skrotum juckt und schwitzt. Häufige Samenergüsse, starke sexuelle Erregung abends und nachts.

Bei Frauen finden sich quälendes Jucken und Kribbeln der Genitalien, verschlimmert nach Urinieren und Kratzen, gebessert durch kalte

Anwendungen. Leukorrhö ätzend, blutig, reichlich, eitrig, dünn, weiß oder gelb; schlimmer vor und nach den Menses. Die Menses waren bei einer Prüferin zu häufig, bei mehreren zu spät, intermittierend, stinkend, schmerzhaft, gering. Das Mittel heilte unterdrückte Menses. Brennende Genitalschmerzen, Uterusprolaps, Labienulzeration.

Schleim in Larynx, Schleim in Larynx und Trachea. Das Mittel heilte Katarrhe von Larynx und Trachea. Rohheit und Wundheit des Larynx; muß sehr oft Schleim vom Larynx abräuspern. Ständiger Kitzel in Larynx und Trachea. Heisere, rauhe Stimme. Heiserkeit, morgens schlimmer.

Atmungsstillstand durch Husten; keuchendes, asthmatisches Atmen; rasselnde Atmung. Atemnot infolge Husten.

Husten tagsüber, morgens, *abends, nachts*. Asthmatischer Husten. Trockener Husten, morgens und *nachts*; trockenes Husten, mit Auswurf nur morgens; Husten schlimmer in kalter Luft. Trockener, hackender Husten *abends*. Reizung in Larynx und Trachea infolge harten Hustens. Lauter Husten morgens bei Fieber. Hustenanfälle treten im Liegen auf der rechten Seite auf. Marternder anfallsweiser Husten durch Kitzeln im Larynx. Heftige Hustenanfälle.

Auswurf tagsüber, *morgens,* abends, nachts, *scharf,* blutig, reichlich, stinkend, zäh, weiß oder *gelb*.

An den Brustorganen findet sich Blutandrang und Kongestionsgefühl, Konstriktion der Brust. Druck auf der Brust, Hitze und Blutspucken; Bronchitis; Brustschmerz nachts; beim Husten, Seitenschmerz. Brennen in der Brust. Zermalmender Schmerz in der Brust. Rohes Gefühl in der Brust beim Husten; Wund- und Zerschlagenheitsgefühl der Brustwände vom Husten. Stechen in der Brust vom Husten und Einatmen. Schwächegefühl in der Brust und Herzklopfen.

Im Rücken hat man in kalter Luft das Gefühl, mit kaltem Wasser übergossen zu werden. Viele Hautausschläge am Rücken. Jucken in *Hals*- und Brustregion. Rückenschmerz bei Bewegung, Aufstehen vom Sitzen, beim *Bücken* oder *Gehen*. Schmerz besser durch vollständig ruhiges Liegen. Drehen oder der Versuch, sich aus dem Sessel zu erheben, ruft jedoch einen Schmerz in der Nähe der Wirbelsäule hervor. Die Rückenschmerzen treten in der Zervikalregion, in der Dorsalregion zwischen den Schulterblättern und in der Coccyxregion auf, sowie über der gesamten Wirbelsäule; Wehtun der Wirbelsäule, besonders in der Lumbal- und Sakralregion. Starkes Brennen der Wirbelsäule, im Bereich der Zervikalregion und zwischen den Schulterblättern. Nadelstiche in der Lumbalregion bei Anstrengung; besser in Ruhe. Wund- und Zerschlagenheitsgefühl in der Wirbelsäule, besonders lumbal; Nadelstechen in der Lumbalregion. Stechende Schmerzen im Rücken, in der Zervikalregion, zwischen und in den Schulterblättern. Reißende Rückenschmerzen. *Steifheit* des Rückens und der *Zervikal*region; extreme Rückenschwäche zwingt Patienten, im Bett zu bleiben.

Ungeschicklichkeit der Extremitäten, besonders der unteren. Ein blauer schmerzhafter Flecken auf der Hand, wo Jahre zuvor eine Warze entfernt wurde. Die Nägel sind brüchig, die Hände sind ständig rissig. Kälte der Hände, *Unterschenkel* und *Füße;* Hände kalt wie Eis, blaue Finger. Wadenkrämpfe. Abmagerung aller Glieder, zahlreiche Ausschläge an den Extremitäten, besonders Furunkel und flüchtige Rötungen. Äußerst starkes *Ameisenlaufen.* Heiße Hände. Schwere der *oberen Extremitäten,* der *unteren Extremitäten,* der *Hände* und *Füße.* Heftiges Jucken ohne Ausschläge, Oberglieder, Hände und Finger, *Unterglieder, Schenkel, Sohlen.* Schmerzhaftes Jucken der Arme, entlang der Nerven. Zucken aller Glieder. Taubheit aller Glieder, der oberen Extremitäten, vormittags; Taubheit von Händen und Fingern, Taubheit der unteren Extremitäten, *Unterschenkel, Füße* und Fersen; Taubheit der zwei ersten Zehen rechts im Liegen auf dem Rücken. Gliederschmerzen infolge von Aufregung, schlechter durch Bewegung, schlechter nachts. Schmerzen in den Gelenken; Schmerzen der oberen Extremitäten, Schultern, Ellbogen, Unterarme, Hand und Finger; Schmerzen entlang der Nervenbahnen. Schmerzen in den unteren Extremitäten infolge Bewegung und Aufregung; Schmerzen in den Oberschenkeln, Unterschenkeln und Füßen entlang den Nerven. Der Schmerz verläuft von unten nach oben, stärker auf der linken Seite. Der Schmerz geht zur Herzgegend und dann zur linken Schläfe. Wehtun der Unterschenkel. Brennen in den Gliedmaßen; brennende Schmerzen in den Armen infolge *Aufregung;* Brennen in den Sohlen. Zermalmender Schmerz in den Unterschenkelknochen und in den Muskeln. Ziehender Schmerz in Ober- und Unterarm; ziehender Schmerz in Oberschenkeln, Knien und Knöcheln; stechender Schmerz, meint, eine Stricknadel sei tief in die Muskulatur der rechten Hüfte gestoßen. Wundes, zerschlagenes Gefühl der Gliedmaßen, *untere Extremitäten,* Unterschenkel, Tibia, SOHLEN; Stechen der oberen Extremitäten, Schultern, Oberarm, Ellbogen und Handgelenk; stechende Schmerzen in Hüfte, Knie, Wade, Sohle, Zehen. Reißen in den oberen

Extremitäten, Schultern, Oberarm, Ellbogen, Unterarm, Hände und Finger. Reißender Schmerz der *unteren Extremitäten, Hüfte,* Oberschenkel, KNIE, UNTERSCHENKEL, Wade, Knöchel, Füße; reißende Schmerzen entlang der Nerven. Umherwandernde Schmerzen jeder Art in den Gliedmaßen. Schmerzlose Lähmung der unteren Extremitäten, auch Schmerzen der gelähmten Teile. Spannung in den oberen Extremitäten und in den Armen beim Heben von Gegenständen; Spannung in Wade und Füßen. Schwellung der Finger. Steifheit in den unteren Extremitäten. Kribbelndes Stechen in allen Gliedern, oberen Extremitäten, Händen und Fingern, unteren Extremitäten und Füßen. Zittern überall, von Gliedern, Händen und Knien. Zucken der Glieder, Schultern, unteren Extremitäten, Unterschenkel, Füße. Geschwüre um die Nägel. Schwäche in den Gliedern, *Obergliedern,* UNTERGLIEDERN, *Oberschenkel, Unterschenkel.*

Beim Treppensteigen ist er unfähig, aufzutreten; es scheint ihm, daß er den Körper nicht auf die nächste Stufe hochbringen könne.

Der Schlaf ist gestört von Visionen; Träume: ängstlich, verwirrt, erotisch, vom Tod, *Alpträume,* angenehm, von Streit, ärgerlich. Unruhiger und unterbrochener Schlaf. Schläfrig morgens, vormittags, abends, nach dem Mittagessen. Schlaflos vor Mitternacht; Schlaf unerfrischend. Erwacht zu früh, *häufig.* Gähnen.

Frösteln vormittags, mittags, nachmittags, abends; Frösteln abends im Bett; in frischer Luft, nach dem Essen, besser nach warmen Getränken; äußere Kälte; innere Kälte. Frösteln beim Bewegen im Bett. Schüttelfrost um 17 Uhr. Einseitige Kälte. Frösteln beim Stuhlgang. Verlangen nach Wärme, die den Frost bessert.

Hitzegefühl nachmittags, *abends* und *nachts.* Das Fieber beginnt zwischen 20 und 22 Uhr mit starken, zermalmenden Schmerzen in beiden Unterschenkeln; der Schmerz zieht zum Herzen und zur linken Schläfe. Äußere Hitze mit Frösteln. Hitzewellen; Hitze im Schlaf.

Schweiß morgens, nachts, mit Angst. Schweiß bei Bewegung — profus nach dem Erwachen.

Die Haut ist trocken, kalt, beißend, gefühllos, hat gelbe Flecken; *Brennen,* Risse. Ausschläge, Blasen, Furunkel, brennend; aufgesprungen; TROCKENES Ekzem. Herpes trocken, juckend, stechend. Juckende Ausschläge, schlechter durch Wärme. Schmerzhafte Ausschläge, Urticaria nodosa, bläschenartige Ausschläge. Ausschläge, die nach dem Kratzen nässen, weh tun. Stechende und brennende Ausschläge. Eiternde phagedänische Ausschläge. Ausgeprägtes Ameisenlaufen am ganzen Körper, Jucken — schlimmer abends im Bett. Reißen, Brennen, Kribbeln; gebessert durch vollständige Ruhe. Jucken besser durch Kratzen. Stechendes Brennen überall, besonders schlecht auf Handrücken, Armen sowie Füßen. Nässen der Haut nach Kratzen. Die Haut ist äußerst empfindlich. Starkes Spannungsgefühl der Haut. Ulzeration mit Jucken, Wundgefühl und Stechen. Nur langsame Heilung nach Verletzungen.

Arsenicum sulphuratum flavum

Es ist eines unserer tiefstwirkenden Arzneimittel und gegen Psora und Syphilis, besonders bei veralteten, zusammengebrochenen Konstitutionen einsetzbar. Die ‚Encyclopaedia' sowie die ‚Guiding Symptoms' liefern verwertbare unvollständige Prüfungen. Diese Studie basiert zudem auf neuen Prüfungen und ausgedehnten klinischen Beobachtungen. Es ist ein sehr nützliches Mittel in alten Fällen von Malaria, mit großer Schwäche nach Chininabusus. Wenn durch lokale Applikationen Hautausschläge unterdrückt werden und große Schwäche sowie Reaktionsmangel besteht.

Seine Symptome sind schlechter *morgens,* vormittags, *nachmittags* und *abends,* im Zwielicht, NACHTS, *vor Mitternacht, nach Mitternacht.* Es zeigt sich eine deutliche Tendenz zur Abszeßbildung. Abneigung gegen frische Luft, abwechselnd mit Verlangen nach ihr. Sehr zugempfindlich. Frische Luft bessert einige, verschlechtert aber auch einige Symptome. ANÄMIE und PHYSISCHE ANGST. Schwäche und Erstickungsgefühl nach Treppensteigen. Einige Teile scheinen wie mit einem Band zusammengeschnürt. Er erkältet sich beim Baden und alle Symptome verschlimmern sich. Es ist sehr hilfreich zur Bekämpfung der Symptome von Epitheliomen, Lupus und Szirrhus, sogar wenn die Ulzeration schon weit fortgeschritten ist. Gesicht und Haut wirken ähnlich wie bei Chlorosis. Choreatische Muskelsymptome am ganzen Körper. Im allgemeinen ist der Patient kalt, verschlechtert durch kalte Luft, Abkühlung und kaltes, nasses Wetter; erkältet sich leicht. Konvulsionen, Blähbauch; stinkende, biliöse Diarrhö, schleimiges Erbrechen. Die Absonderungen aller Schleimhäute und Köperöffnungen sind sehr *wundmachend, stinkend, dünn* und *gelb*. Wassersucht in Extremitäten und Bauch. Symptome verschlechtern sich vor und NACH DEM ESSEN. Ausgeprägte Abmagerung. Leichte Anstrengung verstärkt alle Zustände und Symptome. Ohnmachtsähnliche Schwäche aus zahlreichen Ursachen, besonders jedoch *nach Stuhlgang*. Verschlimmerung durch kalte Getränke, saure Speisen, kalte, fette Speisen, Obst und Milch. Ameisenlaufen über den ganzen Körper. Schleimhäute bluten leicht. Der Körper fühlt sich schwer und unbeweglich. Bald zu warm, bald fröstelnd. Entzündete Stellen und Ulkusbasen verhärten sich. Entzündung von Organen und Drüsen. Mattigkeit und Reaktionsträgheit. Ständiges Verlangen, sich hinzulegen. Verschlimmerung durch Liegen, nach kurzem Liegen, durch Liegen auf dem Rücken, aber fühlt sich besser im Bett. Allgemeine Verschlechterung der Symptome während den Menses. Bewegung bessert im allgemeinen, einige Symptome aber werden dadurch schlechter. Patient fürchtet Bewegung. Alte zusammengebrochene Patienten scheinen sich unter seiner Wirkung zu erholen. Seine Schmerzen sind schneidend, BRENNEND — innerlich und äußerlich —, DRÜCKEND, *stechend* und reißend. Reißen nach abwärts; Muskelreißen. *Stoßende Schmerzen*, ausgeprägte Periodizität. Keine Erleichterung durch Schwitzen; Beschwerden durch Schweißunterdrückung. Pulsieren am ganzen Körper. Puls schnell, unregelmäßig, intermittierend, klein, schwach. Laufen oder schnelles Gehen verstärkt alle Symptome. Äußerst schmerzempfindlich. Schocks durchlaufen den Körper; viele Symptome schlechter auf der rechten Seite. Beschwerden im Sitzen schlechter. Symptome vor dem Einschlafen und im Schlaf, beim Einschlafen. Stehen verschlechtert. Steifheit in Körper und Gliedern. Wassersüchtige Schwellungen und Drüsenschwellungen. Die befallenen Teile sind berührungsschmerzhaft. Zittern von Körper und Gliedmaßen. Muskelzuckungen. Variköse Venen. Viele Symptome nach Schlaf schlechter. Gehen bessert, Gehen in frischer Luft verschlimmert, Schnellgehen verschlimmert. Bettwärme bessert. Extreme Schwäche; Schwäche morgens, während den Menses, nach Anstrengung, nach dem Essen, durch Schwitzen, nach Stuhlgang und von Gehen an frischer Luft.

Zerstreut und sehr mitgenommen von Ärger. Abgeneigt, Fragen zu beantworten, und wenn er es tut, arbeitet sein Gehirn nur langsam. ANGST *morgens,* ABENDS, ABENDS IM BETT, *nachts.* Gewissensangst mit Furcht, bei Fieber, um das Seelenheil, nach Ohnmachtsanfall, bei Stuhlgang und beim Erwachen. Sehr kritisch gegenüber Freunden.

Verlangt Dinge, die ihm nicht zuträglich sind. Geistige Verwirrung morgens beim Erwachen. Übergewissenhaft in Kleinigkeiten. Möchte sterben. Delirös, Raserei nachts. Voller Wahnideen nachts. Allgemeine Verzweiflung. Unzufrieden und sehr reizbar. Voller *Furcht nachts*; Furcht vor Menschenmengen, vorm *Tode*, vor Unglück, Geistern, vor Leuten, vor *Einsamkeit.* Gedächtnis zunächst aktiv, später vergeßlich. *Leicht erschreckt* oder *aufschreckend,* Auffahren beim Einschlafen und im Schlaf. Das Mittel half bei Fieber, wenn der Patient an der Bettdecke zupft. Fühlt sich gehetzt, und ständig in Eile bei seinen Tätigkeiten. Viele hysterische Symptome. Ungeduld, Gleichgültigkeit, Apathie. Er scheint geistesschwach zu werden. War in psychotischen Zuständen bei Trinkern wirksam. Äußerst reizbar bei Frost; morgens beim Erwachen. Lebensüberdruß. Einmal klagend, dann wieder lachend. Zuweilen gesprächig, dann wieder bösartig, fast maniakalisch wie ein Betrunkener. Gebrauch bei Delirium tremens. Geistige Betätigung ist nach dem Essen unmöglich. Lebhaft, dann wieder murrend, murmelnd. Sehr unvernünftig und eigensinnig. Grundlos beleidigt, streitsüchtig, gefolgt von irrsinniger Tobsucht. Religiöse krankhafte Gemütsbewegungen, Gewissensbisse. Große geistige Müdigkeit. Ruhelosigkeit abends, *nachts*, wälzt sich im Bett, bei Fieber, während den Menses. Traurigkeit abends, bei Fieber, bei Schweiß. Äußerst empfindlich und reizbar. Nimmt alles ernst. Die Sprache ist unzusammenhängend und sprunghaft. Abneigung, angesprochen zu werden, abgeneigt, sich über etwas zu unterhalten. Mißtrauisch gegen alle Freunde und seine eigene Familie. Periodisch auftretende Betäubung und Gedankenschwund. Weinen nachts. Weinen im Schlaf. Äußerst furchtsam und schüchtern; Schweregefühl im Kopf.

Schwindel abends mit Gefühl, auf- und abzutanzen. Tendenz, nach rechts zu fallen. Schwindel mit Kopfschmerz. Schwindel beim Nach-unten-Sehen, mit Übelkeit; beim Gehen an frischer Luft.

Wo die obengenannten Allgemeinsymptome bei einem Patienten stark betont sind, werden die folgenden Teilsymptome diesem Mittel weichen.

Kopfkälte bei Kopfschmerz, besonders an der Stirn. Engegefühl der Stirn und ausgeprägte Gehirnhyperämie, nässende Krusten und Schuppen auf dem Haarboden. War sehr hilfreich bei *Ekzem*. Pusteln auf der Kopfhaut. Entzündete Gebiete, sehr ähnlich Erysipel. Starke Hitze im Kopf, besonders in der Stirn. Schwere, wie ein großes Gewicht in der Stirn, morgens und abends. Kopfjucken. Kopfschmerzen morgens beim Erwachen, Schmerzen nachmittags, Schmerz nachmittags um 16 und 17 Uhr.

Kopfschmerz abends und *nachts*. Verschlimmerung in kalter Luft, beim Husten, nach dem Essen, durch Bewegung, bei hellem Licht, durch Kopfbewegen, bei Fahren im Wagen, im warmen Zimmer, durch Kopfschütteln, nach Schlaf, durch Stimulantien, Bücken, Gehen, Gehen im Freien. Auftreten bei Frost, bei den Menses, tritt periodisch alle zwei Wochen auf. Er ist heftig und pulsierend. Heftiger Schmerz tief im Gehirn, in der Stirngegend und im rechten Ohr. Stirnkopfschmerz, stärker rechts, nach Schlaf besser. Oftmaliges Erwachen mit dumpfem Schmerz über den Augen, der zum Scheitel ausstrahlt. Hinterkopfschmerz, mit Ausstrahlung in die Seiten, von 7 bis 11 Uhr. Seitenkopfschmerz. Scheitelschmerz. Kopfschmerz wund, wie zerschlagen, im ganzen Kopf, Stirn. Brennen im Kopf. Ziehender Stirnschmerz. Drückender Schmerz in Stirn, Hinterkopf und Schläfen. Dumpfer Schmerz in der rechten Stirnregion, der sich steigert zu einem scharfen, pulsierenden und schießenden Schmerz mit Ausstrahlung zum rechten Hinterkopf, schlechter durch Bewegung und Bücken, um 16 Uhr. Stechender Kopfschmerz, in der Schläfe, schlechter durch Husten. Reißender Hinterkopfschmerz. Kalter Schweiß auf der Stirn; Schläfe, schlechter beim Husten. Klopfen im Kopf. Schocks im Kopf.

Die Augenlider sind morgens verklebt. Gelbe, blutige oder ätzende Augenabsonderungen. Trockenheit der Augen. Dumpfes Gefühl. Die Augen sind umgeben von Hautausschlägen. Wundheit der Lider. Glasiges Aussehen der Augen. Schleimig-eitrige Absonderung in den Augenwinkeln. Granula der Lider. Chronische Entzündungen der Augen, der Konjunktiven, der Corneae, Iriden und Lider. Veneninjektion. Tränenfluß. Halboffene Augen. Erschwerte Lidöffnung. Augenschmerzen abends beim Bewegen der Augen und Lesen. Wehtun der Augen. Brennen abends beim Lesen. Brennen der Lidränder. Die Augenschmerzen sind brennend, ziehend, drückend, wund, wie zerschlagen, stechend, reißend. Optikusparalyse. Photophobie im Sonnenlicht. Gefühl von Exophthalmus. Rötung der Lider und Venen, Flecken auf der Cornea. Enophthalmus. Lidschwellung. Wundmachende Tränen. Lidzucken. Hornhautgeschwüre. Funken, Flimmern und dunkle Farben im Gesichtsfeld. Gegenstände erscheinen gelb. Nebelsehen. Trübsehen.

Fötide, stinkende Ohrabsonderung. Ausschläge an und hinter den Ohren. Ameisenlaufen. Hitzegefühl. Völlegefühl im Ohr. Jucken außen und innen. Ohrgeräusche: Summen, Brummen, Klingen, Sausen, Rauschen, Schnappen. Ohrenschmerzen abends. Schmerz hinter dem Ohr.

Schmerz in den Ohren: brennend, ziehend, nach außen drückend, stechend und reißend. Pulsieren in den Ohren. Gefühl von Verstopftheit. Prickeln. Spannungsgefühl hinter dem rechten Ohr beim Streichen der Haare. Schwerhörigkeit.

Die Nase ist kalt. Fließschnupfen. Blutige, brennende, schorfige, wundmachende, grünliche, stinkende, dicke, weiße und gelbe Absonderungen. *Trockenheit in der Nase.* Nasenbluten. Nasenverstopfung mit dickem Schleim. Scharfer Geruch aus der Nase. Brennen in der Nase. Geruchssinn erst gesteigert, dann fehlend. *Häufiges Niesen.* Schwellung der Nase. Ulzeration hoch oben in der Nase.

Das Mittel heilte Lippenepitheliome. Das Gesicht ist chlorotisch und kalt. Die Lippen sind aufgesprungen. Das Aussehen ist bläulich — mit dunklen Rändern unter den Augen. Gesicht erdig, blaß oder fahl. Ikterisches Gesicht. Umschrieben rote Wangen. Rote Flecken. Gesichtsröte. Trockene Lippen. Ausschläge, Akne, Pickel, Pusteln, flüchtige Rötungen, Schorfe, Bläschen. Wenn die Symptome passen, heilt das Mittel Ekzeme. Der Gesichtsausdruck ist *ängstlich, kränklich* und leidend. Hitze und Jucken des Gesichts. Entzündung der Unterkieferdrüsen. Schmerz schlechter im Freien, besser von Wärme. Tritt periodisch auf. Schmerz in der Unterkieferdrüse. Die Gesichtsschmerzen sind BRENNEND, ziehend, *reißend.* Kalter Gesichtsschweiß. Pulsieren der rechten Gesichtshälfte. Das Gesicht sieht eingefallen aus. Schwellung des Gesichts und der *Submaxillardrüse.* Gesichtszuckungen. Lippenulzera.

Viele Aphthen im Mund und auf der Zunge. Zahnfleischbluten. Lingua scrotalis. Gerötete oder braun, weiß oder gelb belegte Zunge. Mund und Zunge sehr trocken. Entzündung der Zunge. Viel schaumiger Schleim im Mund. Schleimhäute von Mund und Zunge entzündet und wund, stinkender Mundgeruch. Brennen von Mund und Zunge. Speichelfluß. Skorbutisches Zahnfleisch. Glänzende Zunge. Erschwertes Sprechen. Schlechter Mundgeschmack; besser morgens beim Erwachen; blutig, fad, faulig, salzig, sauer, süßlich. Ulzera von Mund und Zunge; Mund voller Bläschen.

Erstickungsgefühl im Hals und Konstriktion des Ösophagus. Rechte Mandel vergrößert. Trockenheit, Röte und Hitze im Hals. Viel Schleim im Rachen. Entzündung von Hals und *Mandeln.* Klumpengefühl im Hals. Viel Schleim im Hals. Schluckschmerz abends. Brennen, Rohgefühl, Wundheit und Stechen. Kratzen im Rachen, das Schlucken ist erschwert, Schwellung im Hals. Rachengeschwüre. Es ist sehr hilfreich bei hartnäckigen syphilitischen Halsgeschwüren mit rapider Gewebszerstörung.

Angstgefühl im Magen. Er hat Heißhunger, ist jedoch sehr schnell satt. Appetitlos für das Abendessen. Abneigung gegen Fett, Nahrung, Fleisch und reichliches Essen. Kältegefühl im Magen. Konstriktionsgefühl im Magen. Gierig auf Stimulantien, Kaffee, Obst, Saures, Süßes, Warmes, warme Getränke. Magenverstimmung durch Milch. Leeregefühl. Ätzendes, bittres, leeres, faules, SAURES Aufstoßen. Aufstoßen von Speisen. Nagender Magenschmerz. Völlegefühl nach dem Essen, besonders nach dem Frühstück. Sodbrennen. Nach dem Essen Gefühl eines Gewichts im Magen. Schluckauf nach dem Essen. Verdauungsstörungen durch alle schweren Speisen. Widerwille gegen Speisen. Übelkeit nach kalten Getränken, nach dem Essen, bei Kopfschmerz und bei Stuhlgang. Magenschmerz nach dem Essen. Brennende, krampfartige, schneidende, drückende und stechende Schmerzen. Brennen nach kaltem Trinken, Druck nach dem Essen. Starke Empfindlichkeit des Magens. Pulsieren. Würgen bei Husten. Steingefühl im Magen. Durst morgens, abends und *nachts*. Brennender Durst. Durst nach Frost. Extremer Durst bei Fieber. Unstillbarer Durst. Erbrechen, schlimmer nachts; bei Husten, nach Trinken, nach Essen, bei Kopfschmerz und nach Milch. Galliges, schwarzes, blutiges Erbrechen; Erbrechen von Speisen und Schleim, *saures* und wäßriges Erbrechen.

Angstgefühl im Bauch nach Stuhlgang. Bläuliche Flecken an Bauch und Oberschenkeln. Kalter Bauch bei Frost. Auftreibung nach Essen. Tympanitischer Bauch. Wassersucht. Das Mittel heilte Milzschwellung. Ausschläge auf dem Bauch. Blähungen, Völle und *Gurgeln. Völlegefühl im Unterbauch.* Hautjucken. Schweregefühl und Leberverhärtung. Bauchschmerz nachts. Schmerz, als ob Diarrhö einsetzte. Bauchschmerz nach Husten; nach dem Essen; während den Menses; beim Gehen; gebessert durch äußere Wärme; in Leber und Hypogastrium. Brennen in den Därmen. Krämpfe vor und nach dem Stuhlgang; Krämpfe und Erbrechen. Schneiden vorm Stuhlgang, schlechter beim Gehen, besser durch Druck. Große Empfindlichkeit des Bauches. Starke Bauchpulsationen. Rumpeln im Bauch; schlechter vor dem Stuhlgang. Es heilte schmerzhaft geschwollene Milz in alten Malariafällen. Engegefühl im Bauch. Nabelgeschwüre.

Verstopfung, abwechselnd mit Diarrhö. Die Stühle sind hart, knotig, schwer zu entleeren. Diarrhö morgens nach dem Aufstehen, täglich um

8 Uhr, nachmittags, NACHTS, NACH MITTERNACHT. Die Stühle sind ätzend, schwarz, reine Galle, blutiger Schleim, stinkend, breiig und gelb, unverdaut, dünn. Diarrhö nach dem Trinken, nach dem Essen, nach Obstgenuß, während den Menses, im allgemeinen schmerzhaft, manchmal schmerzlos. Dysenterie mit blutigem Schleim, spärlichem Stuhl. Wundheit des Anus und um den Anus. Analfissur. Flatus reichlich und stinkend. Hämorrhoiden, schlimmer nachts, äußerlich, groß; schlechter beim Gehen. Analjucken. Wundmachendes Nässen. Schmerz in Rektum und Anus WÄHREND Stuhlgang, nach Stuhlgang und beim Pressen; beim Wasserlassen. Brennen *während* und nach dem Stuhlgang. Schneiden beim Stuhlgang. Wundheit und stechende Schmerzen. Tenesmus bei Dysenterie und nach gelbem breiigem Stuhl. Rektumparalyse und -prolaps.

Völlegefühl in der Blase. Zystitis. Blasenschmerz. Blasenlähmung. Harnverhaltung. Harndrang, schlimmer nachts, anhaltend, erfolglos, plötzlich, muß sich sehr beeilen, um den Urin nicht zu verlieren. Miktion tröpfelnd, schmerzhaft, schwierig, nachts unwillkürlich, unbefriedigend. Nephritis; Anurie. Brennende Schmerzen beim Wasserlassen. Urin eiweißhaltig, blutig, brennend, wolkig beim Stehen, reichlich oder spärlich, stinkend, mit eitrigem Sediment; dick; hohes oder *niedriges* spezifisches Gewicht. Genorrhö mit furchtbaren Schmerzen. Reichliche gelbe Absonderungen, beständiges Brennen, tags und nachts, entlang der gesamten Harnröhre, mit Ruhelosigkeit.

Stechen in Eichel und Skrotum; Schwitzen der Genitalien. Ziehender Schmerz im rechten Samenstrang. Samenergüsse. Präputialulzera.

Jucken der Vulva. *Fluor blutig, scharf,* brennend, *reichlich,* dick, *gelb,* nach den Menses. Die Menses sind reichlich, dunkel, zu häufig, verlängert, brennen in der Vulva.

Larynxkatarrh mit zähem Schleim. Jucken im Larynx, das Husten erzeugt. Trockenheit, führt zu Ersticken. Wundheit, Brennen, Rohheit, Heiserkeit, Stimmverlust.

Asthmatische Atmung nachts. Dyspnoe abends und nachts, beim Treppensteigen, nach dem Essen, nach geringster Anstrengung, im Liegen. Atmung rasselnd, kurz, singend, *erstickend,* keuchend.

Husten MORGENS, nachmittags, *abends im Bett,* NACHTS, durch kalte Luft, draußen, asthmatisch, bei Abkühlung, nach dem Essen, *im Liegen.* Trockener Husten, infolge Kitzeln im Larynx. Hackender Husten, lockerer Husten; Husten plagend, spastisch; erstickend. Keuchhusten. Auswurf, reichlich, *blutig,* dick, schaumig, zäh, *gelb,* stinkend, *eitrig.*

Angst in der Brust. Es hilft sehr bei karzinomatösen Mammageschwüren. Sehr hilfreiches Mittel bei Bronchialkatarrh. Kälte- und Engegefühl der Brust. Pleura- und Perikarderguß. Vielerlei Ausschläge auf der Brust. Hämorrhagie der Lungen. Pneumonie, Pleuritis und Perikarditis. Der Patient hat Beklemmungen beim Steigen, Husten, nach dem Essen und beim Gehen. Brustschmerz beim Husten, schlechter durch Bewegung und Atmen. Schmerz der Brustseiten und in der Herzgegend. Brennen in der Brust. Schneiden in der Brust, schlimmer durch Bewegung, um 5 Uhr, zwischen der fünften und sechsten Rippe. Schneidender *Herzschmerz,* schlimmer beim Atmen. Drückender Schmerz. Wunde, wie zerschlagene Brust vom Husten. Bruststechen beim Husten. Stechen von Sternum und Herz. *Heftiges Herzklopfen*; verschlechtert nachts und durch Anstrengung. Es ist sehr hilfreich bei TBC in allen Stadien und wirkt in unheilbaren Fällen als großes Palliativ. Schwächegefühl in der Brust mit schwacher Stimme.

Der Rücken ist ständig kalt. Zahlreiche Ausschläge am Rücken. Rückenschmerzen abends und nachts, bei Frost und Fieber, während den Menses. Schmerzen im Nacken und *zwischen den Schulterblättern.* Schmerzen in der Lumbalregion, im Sakrum. Schmerz im Coccyx, zum Anus ausstrahlend, morgens beim Erwachen. Wehtun der Lumbalregion. Brennen, Ziehen und Reißen im Rücken. Ziehen in der Lumbalregion. Wunder zerschlagener Schmerz in der Lumbalregion. Empfindliches Steißbein. Rückenschweiß. Steifheit der Halsregion. Schwäche der Lumbalregion.

Kalte Hände, Unterschenkel und *Füße.* Krämpfe in *Wade*, Füßen und Fußsohle. Blaue Finger und Fingernägel *bei Frost.* Ausschläge; Furunkel; *Pickel; Pusteln*; Bläschen. Abschuppung der Gliedmaßen. Wundheit zwischen den Oberschenkeln und in der Gesäßfalte. Ameisenlaufen der unteren Extremitäten. Hitze der Füße. Schwere der unteren Extremitäten, *der Füße.* Jucken der Extremitäten, schlimmer nach Kratzen; der Beine um 13 Uhr, der Oberschenkel und Zehen. Zucken der Extremitäten. Taubheit der oberen und unteren Extremitäten; Füße; Fersen; äußere Fußseiten; Gliederschmerz abends, nachts, *nach Mitternacht;* bei Frost; rheumatisch bei kaltem Wetter; herumziehend; besser durch äußere Wärme und Bettwärme; bei feuchtem Wetter. Schmerzen in *Gelenken, Knochen;* Schmerz in den oberen Extremitäten, sowie in den Knochen, Besserung durch Wärme; rheumatische, schlimmer gegen Morgen. Wandernde Schmerzen; *untere Extremitäten;* Ischias; im rechten Oberschenkel; Knie; Unterschenkel. Schmerz im unteren Drittel der Tibia, besser durch Bewegung. Brennende Hände und Füße. Zerschlagenheit der Glieder. Stechende Gliederschmerzen. Reißender Schmerz in allen Gliedern; obere Extremitäten; Schulter; Arm, Ellbogen, Unterarm, Finger; Reißen in Oberschenkeln, *Unterschenkeln* und *Füßen.* Paralyse der Extremitäten; Hemiplegie; schmerzlos; obere Extremitäten; rechts für 3 Tage; untere Extremitäten. Kalter Schweiß der Hände. Fußschweiß *stinkend* und *kalt.* Ruhelosigkeit der Glieder; Unterschenkel; Füße. Steife Knie. Gelenksteifigkeit nach Erholung von dem Gift. Entzündliche und wassersüchtige Schwellungen; Gelenke; obere Extremitäten; Hände; Finger; Knie; Unterschenkel; Knöchel; Füße. Zittern von Rumpf und Gliedern; obere Extremitäten und Hände; untere Extremitäten und Füße; Zucken der Oberschenkel. Unterschenkelgeschwüre. Schwäche aller Glieder; der *Gelenke;* obere Extremitäten; *untere Extremitäten;* Knie; Unterschenkel; Knöchel; Füße.

Der Schlaf ist tief, ja komatös. Träume: erotische; ängstliche; vom Tod; von Toten; fürchterliche; von Unglück; Alpträume; lebhafte; verdrießliche. Spätes Einschlafen. *Ruheloser Schlaf.* SCHLAFLOSIGKEIT *nachmittags* und *abends;* vor und nach Mitternacht; nach 3 Uhr. Nach dem Erwachen kann er nicht wieder einschlafen. Unerfrischender Schlaf. Erwacht leicht und häufig.

Frost morgens beim Erwachen; VORMITTAGS, mittags, *nachmittags,* abends im Bett, *nachts,* um Mitternacht. Frost an frischer Luft; kalter Luft; beim Gehen in kalter Luft; abwechselnd mit Schweiß. Aufsteigender Frost; am Rücken. Frösteln mit Schweiß. Kriechende Frostschauer abends. Frost nach Trinken von kaltem Wasser; nach Essen; schlimmer durch Bewegung. Äußere und innere Kälte. Kongestiver Frost. Frost gefolgt von Schweiß. Täglicher Frostanfall; vom Tertiana- oder Quartanatyp. SCHÜTTELFROST nachmittags, abends. Zittern bei Frost. Warmes Zimmer erleichtert weder das Kältegefühl noch den Frost, ist aber angenehm. Spezifische Frostzeiten: 1 h, 10 h, 13 h, 14 h, 16 h, 17 h, 18 h, 19 h, 20 h, 24 h.

Hitze nachmittags und *abends.* Abends Fieber mit Frösteln. *Nachts* Fieber mit Frösteln. Fieber nach Mitternacht. Fieber abwechselnd mit Kälte und Schweiß. Brennendes Fieber nachmittags, abends und *nachts.* Fieber ohne Frost nachts. Fieber und Frost durcheinander. Kontinuierliches Fieber, stärker bei Nacht. Langanhaltende *trockene Hitze*. Äußere Hitze mit Frösteln. Hitzewellen. Das Mittel half ausgezeichnet bei hektischem Fieber. Es sollte eines unserer besten Mittel bei intermittierendem Fieber werden. Es hat Fieber mit und ohne Schweiß. Es paßt bei remittierendem Fieber, wobei das Fieber nachmittags, abends und nachts besteht, die Remission morgens und vormittags. Während des Fiebers wünscht der Patient keine Bedeckung. Sehr wirksam bei Infektionsfiebern.

Schweiß morgens und dann wieder nachts. Schweiß von der leichtesten Erregung oder Angst; von Bettwärme; beim Husten; beim Essen; von leichtester Anstrengung; durch Bewegung; *im Schlaf* und *nach dem Erwachen*. Der Schweiß ist kalt, klamm, schwächend, stinkend, sauer. Profuser Nachtschweiß. Schweiß einzelner Körperteile. Die Symptome werden bei Schweiß nicht erleichtert. *Wenn der Patient sich im Schweiß abkühlt, leidet er stark.*.

Die Haut brennt nach Kratzen. Brennende Flecken. Ausgeprägte Kälte von Stamm und Extremitäten. Verfärbung der Haut; Quaddeln; blaue Stellen; Leberflecken; blasse, rote, weiße Stellen. Periodisch trockene, brennende Haut. Ausschläge; Blasen; blutig nach Kratzen; Furunkel; brennend; Karbunkel; abschuppend; *trockene*; EKZEME; fötid; Herpes juckend; nässend mit ätzender gelber Absonderung; schmerzhafte Petechien; schmerzhafte Pickel; *Psoriasis*; PUSTELN; flüchtige Rötung; schuppende Auflagerung nach *Kratzen*; kleieförmige Schuppen; stechend; *eiternd*. URTICARIA NODOSA, schlimmer nach Kratzen; vaskuläre Ausschläge, schlechter nach Kratzen, mit gelber Flüssigkeit. Alle Ausschläge werden *verschlimmert nach Kratzen* und auch der Juckreiz ohne Ausschläge wird *nach Kratzen schlimmer*. Erysipeloide Entzündungen der Haut. Wundheit. Ameisenlaufen, Reaktionsmangel und auffällige *Verhärtung*. Jucken, Brennen, Kribbeln und Stechen, verschlimmert durch Kratzen. Nässen *nach Kratzen*. Hautschmerz nach Kratzen. Purpura haemorrhagica. Sehr starke Berührungsempfindlichkeit der Haut. Größere und kleinere Stellen der Haut stechen und schwellen an. Ulzera, die bluten; *brennen*; KANZERÖS; Krustös; TIEF; schmerzlos; entzündet; *schmerzhaft*; *phagedänisch*; pulsierend; ROT; STECHEND; stechende Ränder; EITERUNG. Geschwüre mit ätzender, stinkender, dünner, wäßriger Eiterabsonderung.

Aurum arsenicicum

Die Symptome dieses Mittels zeigen sich morgens, vormittags, nachmittags, abends, während der Nacht, nach Mitternacht. Die Symptome sind schlechter an frischer Luft, schlimmer in kalter Luft. Er verlangt nach frischer Luft. Schlechter beim Treppensteigen. Eingeschlafenes Gefühl in einzelnen Teilen. Bandgefühl um Körperteile. Es ist ein höchst wirksames Mittel bei kanzerösen Affektionen; bei Epitheliom; bei Knochenkaries; schlimmer bei kaltem, nassem Wetter. Es ist ein nützliches Mittel bei vielen Arten von Konvulsionen; klonische Spasmen bei Bewußtsein; epiliptiform; hysterisch. Wassersucht in Extremitäten und Körperhöhlen. Die Symptome sind schlechter beim und nach dem Essen. Der Körper magert ab, nach leichter Anstrengung und nach kalten Getränken kommen Beschwerden auf. Kribbelgefühl am ganzen Körper. Körper und Glieder empfindet man als schwer. Verhärtung ist ein allgemeiner Charakterzug; in Drüsen; kanzeröse Verhärtung. Entzündung und Kongestion vieler Teile; Schleimhäute; Knochen; Drüsen; Periost; seröse Häute. Ausgeprägte physische Reizbarkeit. Verlangen, sich hinzulegen, aber das Liegen erzeugt eine große Ruhelosigkeit und verschlimmert viele Symptome. Schlechter, wenn er eine Weile gelegen hat. Liegen im warmen Bett bessert viele Symptome. Bewegung verschlechtert allgemein. Er ist ruhelos und möchte sich bewegen. Die Schleimhäute sind stark angegriffen. Taubheit vieler Partien; in erkrankten Teilen. Blutandrang. Schmerzen aller Art in allen Teilen des Körpers; Schmerzen in Knochen und Drüsen; bohrend; wundgeschlagen; brennend; schneidend; drückend in inneren Teilen; stechend; reißend. Schmerzlose Paralyse. Es ist nützlich sowohl bei zusammengebrochenen wie auch phletorischen Leuten. Starkes innerliches Pulsieren. Der Puls ist schnell, unregelmäßig, klein, schwach. Jede Anstrengung oder Eile, wie Laufen, ist unmöglich. Allgemeine Empfindlichkeit; schmerzempfindlich. Die Symptome ähneln der durch sexuelle Exzesse und Laster entkräfteten Personen. Die Symptome sind vorwiegend rechtsseitig. Die Symptome kommen beim Zu-Bett-Gehen und im Schlaf auf. Im Sommer geht es ihm besser, im Winter schlechter. Drüsenschwellungen. Es ist eines unserer wirksamsten Mittel in den fortgeschrittenen Stadien der Syphilis; bei Syphilis der Nerven. Allgemeine Verschlimmerung durch Berührung. Zittern in allen Teilen. Geschwüre der Drüsen mit ausgeprägter Verhärtung; bei kanzerösen Verfassungen. Symptome treten nach dem Schlafen auf; schlimmer durch Bloßdecken des Körpers; beim Spazierengehen.

Schlimmer beim Gehen an frischer Luft; Schnellgehen; Gehen im Wind. Große allgemeine Schwäche; morgens; durch geistige Anstrengung; durch körperliche Anstrengung; Müdigkeit. Schlimmer bei windigem Wetter und im Winter.

Geistesabwesend. Leicht verärgert und Beschwerden durch Ärger; Ärger mit stillem Kummer; durch Widerspruch. Er leidet unter Seelenqualen. Beängstigung Tag und Nacht; des Gewissens; mit Furcht; um sein Seelenheil. Geneigt, alles zu kritisieren und an jedem Fehler zu finden. Geistesverwirrung morgens. Übergewissenhaft. Widersprechend. Möchte sterben. Nachts delirös. Wahnvorstellungen; von Tieren; meint, alles falsch gemacht zu haben; Phantasievorstellungen. Hoffnungslosigkeit: bei Frost; mit Schmerzen; periodisch; um seine Genesung; religiöse Verzweiflung. Reizbar und unzufrieden. Reizbarkeit bei Frost. Symptome verschlechtern sich durch geistige Anstrengung. Erregte Phantasietätigkeit. Furcht; abends und nachts; in einer Menschenmenge; vor dem Tode; vor Unglück; vor Menschen, wenn allein. Vergeßlich und sehr schreckhaft. Er hat Kummer und anhaltende Beschwerden durch Kummer. Immer erregt und in Eile. Hysterische Disposition und ein entsprechendes Benehmen; schlampiges Wesen und eigenartige Wünsche. Vernachlässigt Haushalt und Kinder. Es ist ein vielseitiges Mittel. Ideenreich, geistig klar. Imbezillität, Ungeduld, Trägheit, ausgeprägte Abneigung gegen Arbeit oder aber sehr fleißig und aktiv. Wahnsinn der Fanatiker; von Trunkenbolden; religiöser. Unentschlossenheit. Extreme Reizbarkeit; abwechselnd mit Liebenswürdigkeit; bei Frost; wenn angesprochen. Lamentieren, Geschwätzigkeit und Lachen. Lebensüberdruß. Arglistigkeit. Manie. Gedächtnis gut; schwach. Eigensinnig und leicht beleidigt. Geistige Prostration. Zänkisch. Reue. Selbstvorwürfe, falsch gehandelt zu haben. Wirft anderen eingebildetes Unrecht vor. Krankhafte Zurückhaltung. Ruhelosigkeit, nachts; ängstlich. Traurigkeit abends; durch unterdrückte Menses; beim Schwitzen. Überempfindlich; gegen Lärm; gegen Stimmen. Geistessymptome durch sexuelle Exzesse und heimliches Laster. Schrilles Kreischen; Perioden anhaltenden Schweigens. Zerstreutes Sprechen. Will nicht angesprochen werden. Suizidale Absichten, beim Schwitzen; will aus dem Fenster springen. Will nicht reden. Die Symptome verschlechtern sich beim Denken an sie. Schüchtern. Einen Augenblick ist er ruhig und friedlich, im nächsten ist er gewalttätig. Lebensmüde. Weinen; bei Frösteln, bei Hysterie, im Schlaf. Schwindel während Kopfschmerz; beim Gehen an frischer Luft.

Hyperämie, Völle und Hitze des Kopfes durch geistige Anstrengung. Hautausschläge; Schorfe und Pickel; Haarausfall. Schwere im Kopf morgens beim Aufstehen. Hydrozephalus. Hautjucken. Kopfschmerzen; morgens; nachmittags; abends; in kalter Luft; bei kaltem Wetter; rheumatisch; durch Hochbinden der Haare; beim Husten; hämmernd; hysterisch; im Liegen; durch geistige Anstrengung; durch Bewegung; nervös; periodisch; pulsierend; nach Aufstehen vom Liegen; nach Schlafen; bei windigem Wetter; Wärme bessert. Schmerz in der Stirn. Schmerzen in nur einer Seite; einseitig oder beidseitig. Schmerz in den Schläfen; in Schläfe und Stirn. Schmerz wie wund im Kopf. Brennender Kopfschmerz; in der Stirn; im Scheitel. Ziehender Kopfschmerz. Drückender Kopfschmerz; in der Stirn; im Hinterkopf; in den Schläfen. Stechender Kopfschmerz. Reißender Kopfschmerz; in der Stirn; im Hinterkopf. Pulsieren im Kopf; in der Stirn; in den Seiten des Kopfes. Nicht bedeckter Kopf ruft die Beschwerden hervor.

Absonderung von Schleim und Eiter aus den Augen und mit gelbem Eiter verklebte Augenlider morgens. Granulierte Lider. Die Augenwimpern fallen aus. Die Augen fühlen sich heiß an. Entzündung der Augen; katarrhalisch; skrofulös; der Kornea; der Iris; durch Lues. Tränenfluß. Kann die Augen nicht öffnen. Augenschmerzen; morgens; nachts; durch Licht; beim Lesen; Wärme bessert; quälend; brennend; drückend; durch und durch; wie von Sand; stechend; reißend. Optikusparalyse. Photophobie. Exophthalmus. Pulsieren. Pupillen verengt. Rötung der Augen; der Lider; grell. Gerstenkorn nahe dem inneren Augenwinkel. Lidschwellungen. Hornhautgeschwüre. Das Sehen ist verschwommen; helle Farben vor den Augen; trüb; neblig-trüb; Hemiopie, Verlust der unteren Hälfte; Funken; erloschen.

Karies mastoidalis. Absonderung aus den Ohren; stinkend; eitrig; dick; gelb. Klappendes Gefühl im Ohr. Jucken in den Ohren. Ohrgeräusche; Summen; Knattern; Brummen; Klingeln; Brausen; Sausen. Ohrenschmerz; hinter dem Ohr; im Ohr; brennend; stechend. Gehör zunächst verschärft; für Geräusche; später nachlassend; zuletzt fehlt es ganz.

Knochenfraß der Nasenknochen in alten Fällen von Syphilis. Es ist sehr wirksam bei alten, hartnäckigen Katarrhen. Die Nase ist gerötet. Er hat häufige Attacken von Koryza, fließend oder trocken. Absonderung aus der Nase; blutig; schorfig; stinkend; fötid; grünlich; eitrig; unterdrückt; dick; wäßrig; gelb. Die Nase ist verstopft, juckt und blutet. Es ist sehr wirksam bei Ozaena. Nasenschmerz; in den Nasenknochen; bohrend; brennend; innerlich wund; geschwürige Schmerzen. Zunächst verschärfter, später fehlender Geruchssinn. Häufiges Niesen. Geschwollene Nase. Ulzeration in der Nase.

Epitheliome des Gesichtes und der Lippen. Lupus. Aufgesprungene Lippen; blau; bläulich; erdig; blaß; rote Flecken; Ausschläge; Nase; Akne rosacea Gesicht und Stirn; Komedonen; kupferfarbene Ausschläge; Pickel Gesicht und Stirn; Pusteln; schorfige Ausschläge. Leidender Gesichtsausdruck. Erysipel. Das Gesicht ist heiß. Parotitis. Gesichtsschmerz; Schmerz in der Parotis; in der Submaxillaris; brennende Lippen; ziehender Schmerz im Gesicht; stechend; reißend. Gesichtsschweiß; kalt. Schwellung des Gesichtes; der Lippen; der Parotis; der Submaxillaris; Lippengeschwür.

Aphthen im Mund; das Zahnfleisch blutet leicht. Aufgerissene Zunge. Braune Zunge, rote Zunge. trockene Zunge. Hitze in der Zunge, Schleim im Mund. Mundgeruch stinkend; faulig. Brennende Zunge, Wundheit des Zahnfleisches. Erschwertes Sprechen. Geschwollenes Zahnfleisch; Zunge. Mundgeschmack: bitter; fad; metallisch; faulig; sauer; süßlich; fehlt. Syphilitische Ulzera im Mund; am Zahnfleisch; auf der Zunge; Bläschen im Mund. Karies, Gefühl von Verlängerung und Lockern der Zähne. Zähneknirschen nachts. Zahnschmerz; nachts; beim Kauen; bei Berührung; reißend.

Halsentzündung. Klumpen im Hals, Schleim im Hals. Halsschmerz beim Schlucken; brennend; stechend; kratzend und geschwollen. Erschwertes Schlucken.

Heißhungriger Appetit. Abneigung gegen Essen; gegen Fleisch; verlangt nach alkoholischen Stimulantien; Brot; Kaffee; kalte Getränke; Milch; Magenauftreibung, Leeregefühl und bitteres Aufstoßen. Brechreiz mit Kopfschmerz. Schluckauf. Magenschmerz; stark; brennend; schneidend, drückend; stechend. Extremer Durst. Galleerbrechen.

Leberatrophie. Eiternder Bubo in der Leiste. Bauchauftreibung. Vergrößerte Leber. Völle und starke Flatulenz. Leberverhärtung. Es heilte zahlreiche Leberleiden und -beschwerden. Jucken der Bauchhaut. Bauchschmerz; nachts; kolikartig; beim Husten; nach Essen; während den Menses; Wärme bessert; im rechten Hypochondrium in der Leistenregion; krampfend; schneidend im rechten Hypochondrium; Wundheit im Bauch; im Hypogastrium; Stechen im Hypochondrium; im Hypogastrium. Polternde Geräusche im Bauch. Schwellung der Mesenterialdrüsen; der Leistendrüsen.

Verstopfung; abwechselnd mit Diarrhö. Diarrhö morgens; nachts. Übelriechende Flatus. Bluten aus dem Anus; äußere Hämorrhoiden. Feuchtigkeit der Analregion. Afterschmerzen; während Stuhlgang. Brennender Afterschmerz mit Diarrhö; während und nach Stuhlgang. Wundheit und stechende Schmerzen. Drang im Rektum und Analprolaps. Stuhl: reichlich; grün; grüner Schleim; hart; knotig; groß; übelriechend; dünn.

Harnverhalten. Beständiger Drang; erfolglos. Miktion tröpfelnd; Dysurie; unwillkürlich nachts; selten; unbefriedigend. Harnverhaltung. Urethritis mit Brennen. Urin eiweißreich; blutig; brennend; wolkig, wenn stehengelassen; rot; reichlich; stinkend; spärlich; schleimiges Sediment; Sand; dick; wäßrig. Entzündung der Glans penis; Hoden; Wundschmerz in den Hoden. Genitalschweiß. Hodenschwellung. Ulzera am Penis; Schanker.

Es erwies sich als sehr wirksam bei Uteruskarzinom. Das Verlangen ist vermehrt. Ausschläge an der Vulva. Entzündung der Ovarien und des Uterus. Jucken der Vulva. Leukorrhö; scharf; reichlich; dick; weiß; gelb. Menses fehlen; reichlich; zu häufig; spärlich; unterdrückt. Schmerzen in Ovarien und Uterus. Brennen in der Vulva. Prolapsus uteri.

Schleim in Larynx und Trachea. Heiserkeit. Die Atmung ist beschleunigt. Asthmatisch nachts; erschwert nachts; beim Treppensteigen, im Liegen und beim Gehen; unregelmäßig; kurz; erschöpfend.

Husten: morgens; nachts; an kalter Luft; trocken nachts; kurz; spastisch nachts. Auswurf; morgens; abends; blutig; Schleim; stinkend; eitrig; süßlich schmeckend; zäh; gelb.

Es ist ein sehr wirksames Mittel bei Herzbeschwerden. Angina pectoris. Angst in der Brust; im Herzen. Konstriktion der Brust; des Herzens. Flattern des Herzens. Hitze in der Brust. Beklemmung der Brust, durch schnelle Bewegung; im Liegen; beim Gehen; des Herzens. Brustschmerz; beim Husten; beim Einatmen; in den Seiten der Brust beim Einatmen; drückend in der Brust; im Sternum; im Herzen. Stechende Schmerzen in der Brust beim Einatmen; in den Seiten; im Sternum; im Herzen. Herzklopfen: nachts; ängstlich; bei leichtester Anstrengung; während den Menses; bei Bewegung; tumultös; beim Gehen; Zittern des Herzens, schwaches Herz.

Kälte im Rücken. Rückenschmerzen beim Einatmen; in der Lumbalregion; Sakrum; Wirbelsäule, drückender Schmerz in der Lumbalregion;

wund in der Lumbalgegend; stechend in der Lendenregion. Schwäche in der Lumbalregion.

Frostbeulen an Füßen und Zehen. Kalte Hände; eisigkalt; Unterschenkel, Füße, während Kopfschmerz. Blaue Fingernägel. Schwere der oberen Extremitäten; der Füße. Jucken der Glieder; Handflächen; untere Extremitäten; Füße. Taubheit der Gliedmaßen; in Ruhestellung; Arme; Beine. Gliederschmerzen; nachts; bei Frost; in den Gelenken; gichtig, rheumatisch, wandernd; Arme; Schultern, rheumatisch; Unterarm; Knie; Ferse; quälend in den Unterschenkeln; brennend in den Zehen. Ziehende Gliederschmerzen; Oberarm, Knie; Füße. Nagende Schmerzen in den Unterschenkeln. Stechende Gliederschmerzen; in den Schultern; im Handgelenk; Knie; Fuß. Reißender Gliederschmerz; Gelenke; Obere Extremitäten; Oberarme; Ellbogen; Handgelenk; Finger; Oberschenkel; Fußsohlen. Schmerzlose Lähmung der Glieder. Lähmungsgefühl in den Fingern. Unruhe der Glieder; der Beine; Gelenksteife; der unteren Extremitäten; der Knie. Gelenkschwellung; wassersüchtige Schwellung der Gliedmaßen, Unterarm und Hand, untere Extremitäten, Unterschenkel und Füße. Nagelgeschwüre. Gelenkschwäche; der oberen Extremitäten; untere Extremitäten; Knie.

Tiefer oder komatöser Schlaf. Träume von Liebe; ängstlich; von toten Menschen; vom Tode; furchterregend; lebhaft; unruhiger Schlaf; Schläfrigkeit nachmittags. Schlaflosigkeit vor Mitternacht; nach Mitternacht, nach Erwachen. Unerfrischt nach dem Schlafen. Erwacht zu früh; erwacht häufig.

Kälte abends; nachts im Bett. Frösteln beim Ausziehen. Schüttelfrost. Fieber nachts. Brennende Hitze in den Blutgefäßen; intensive Hitze; Abneigung gegen Aufdecken. Schweiß morgens; nachts; profus; Abneigung gegen Aufdecken.

Brennende Haut. Manchmal ausgeprägte Kälte der Haut. Verfärbung; blau; Leberflecken; gelbe Flecken. Ausschläge: Blasen; Furunkel; brennende Ekzeme; Herpes; schmerzhaft, Pickel; Psoriasis; rot; schorfig; schuppig; kleieartig; brennend; syphilitisch; Urtikaria; bläschenförmig; Erysipel. Kribbelgefühl, Jucken; empfindlich; wundes Gefühl in der Haut. Wassersüchtige Schwellung der Haut. Spannung in der Haut. Ulzera; bläulich, brennend; kanzerös; tief; eiternd. Grün, jauchig, stinkend, gelber Eiter; fistulös; faul; verhärtet; schmerzhaft; empfindlich; eiternd; syphilitisch. Syphilitische Warzen.

Aurum iodatum

Die Symptome treten morgens, nachmittags, abends und nachts in Erscheinung. *Starkes Verlangen nach frischer Luft und fühlt sich besser an frischer Luft.* Eingeschlafenes Gefühl in einzelnen Partien. Bandgefühl um Körperteile. Es ist sehr nützlich bei kanzerösen Affektionen und Knochenfraß. Der Patient fühlt sich besser in kalter, schlechter in warmer Luft. Blutwallung zu Drüsen und Organen. Wassersucht in Körperhöhlen und Gliedern. Anstrengung verschlimmert alle Beschwerden. Verhärtung ist charakteristisch, und speziell in den Drüsen. Entzündungen der Organe; der Knochen; der Drüsen; der serösen Häute. *Liegen verschlechtert,* besonders Liegen im warmen Bett. Bewegung verschlimmert die Leiden. Taubheit in vielen Teilen, besonders der schmerzenden Gebiete. *Blutwallung.* Schmerz in Knochen; in Drüsen; innerliches Zerschlagenheitsgefühl; stechende Schmerzen, reißende Schmerzen; inneres Brennen; drückend innerlich und äußerlich; innerliches Pulsieren. Schneller Puls. Es ist eines unserer großen Herzmittel. Laufen erzeugt viele Symptome. Die Symptome sind markant und *rechtsseitig.* Sitzen verschlechtert die Beschwerden. Geschwollene, schmerzhafte Drüsen. Es ist ein sehr wirksames Mittel bei Syphilis. Zittern. Schnelles Gehen verschlechtert. Langsames Gehen bessert. Wärme verschlechtert allgemein; warme Luft; Warmwerden an frischer Luft; warmes Bett; warmes Zimmer; warmes Einhüllen. Schwäche morgens.

Angst tags und nachts. Anfälle ungewöhnlicher Heiterkeit. Abneigung gegen Gesellschaft. Mangel an Selbstvertrauen. Geistesverwirrung morgens. Übergewissenhaft in kleinen Dingen. Ohne Hoffnung in bezug auf sein Seelenheil und seine Gesundung. *Erregung. Schlimmer durch geistige Anstrengung.* Furcht vor Unglück und vor Menschen. Hastiges Empfinden, erscheint hysterisch. Mürrisch und ungeduldig. Furcht vor jeglicher Arbeit. Indolenz. Wahnsinn bei vergrößertem Herz, Blutwallung, rotem Gesicht, gefüllten Venen, aufgedunsenes Aussehen. Unentschlossenheit, Reizbarkeit und Manie. Grundlose Heiterkeit. Stimmungen wechseln ab und sind veränderlich. Geistige Prostration. Große Traurigkeit; Unruhe, lärmempfindlich. Schüchtern, weinerlich und Schwindel.

Hitze, Schwere und Blutandrang zum Kopf. Kopfhaut juckt. Kopfschmerzen morgens; besser in kalter Luft und durch kalte Anwendungen; in der linken Stirnhälfte; einseitig. Drückender Schmerz im Kopf; in der Stirn; Hinterkopf; Schläfen; Scheitel. Stechende Kopfschmerzen. Reißen im Kopf; in den Schläfen. Pulsieren in der Stirn.

Entzündung: Konjunktiven; katarrhalisch; skrofulös; Syphilis; Iritis. Tränenfluß. Augenschmerzen, drückend, stechend. Exophthalmus. Rötung und Schwellung der Augen. Helle Farben vor den Augen. Trübes Sehen, Diplopie; nebliges Sehen; Funken.

Eitrige fötide Ohrabsonderung. Ohrgeräusche; Summen; Brummen; Klingeln; Rauschen. Stechender Ohrenschmerz. Empfindliches Gehör für Geräusche. Schwerhörig.

Retronasaler Katarrh. Die Nase ist gerötet. Fließ- oder Stockschnupfen; Absonderung aus der Nase; blutig; grünlich; mit harten Stückchen; *scharf;* EITRIG; *dick; gelb.* Trockenheit in der Nase. Nasenbluten. *Verstopfung in der Nase.* Nasenschmerz, bohrender Schmerz. Verlust des Geruchssinnes. Häufiges Niesen. Die Nase ist geschwollen. ULZERATION IN DER NASE.

Das Gesicht ist blaß. Manchmal rot. Ausschläge im Gesicht und auf der Nase; Pickel. Gesichtsschmerz. Schmerz in den Unterkieferdrüsen; in den Lymphdrüsen.

Aphthen im Mund, blutendes Zahnfleisch. Gerötetes Zahnfleisch. Braune Zunge. Trockene Zunge. Fauliger Mundgeruch. Brennender Schmerz in der Zunge. Speichelfluß, Zahnfleischschwellung. Fauliger saurer, süßlicher Mundgeschmack. Zahnfleischgeschwüre. Ziehende, reißende Zahnschmerzen, Zähne erscheinen zu lang.

Viel Schleim im Hals und Brennschmerz. Schlucken erschwert. Der Rachen ist geschwollen und geschwürig. Es heilte Kropf. Es hat vergrößerte Schilddrüse mit Tachykardie und Exophthalmus geheilt. Der Kropf ist rechtsseitig wie bei *Lycopodium*.

Der Appetit ist VERMEHRT; HEISSHUNGRIG. Abneigung gegen Speisen. Verlangt nach alkoholischen Stimulantien. Magenauftreibung. Leeregefühl im Magen. Aufstoßen, das auch bessert. Schluckauf und Nausea. Magenschmerz; brennend; schneidend; drückend; stechend. *Durst:* brennend; *extrem.* Galleerbrechen.

Es ist ein sehr wirksames Mittel bei einer Vielzahl von Leberaffektionen. Die Leber ist vergrößert, aber es ist auch von großem Nutzen bei Leberatrophie. Festsitzende Blähungen. Bauchschmerzen. Kolik; nach dem Essen; während den Menses; im rechten Hypochondrium; in der Leistengegend; Brennen in der Leber; krampfend; schneidend in der rechten Seite; ziehend; drückend im rechten Hypochondrium. Poltern im Bauch. TABES MESENTERICA.

Verstopfung wechselt mit Diarrhö. Schwerer Stuhlgang; Rektuminakti-

vität. Morgendliche Diarrhö. Viel Flatus. Äußere Hämorrhoiden. Brennen im Rektum. Stuhl reichlich; hart; knotig. Harnverhalten. Tröpfelnde Miktion, häufig. Der Urin ist *albuminös;* wolkig; *reichlich;* stinkend.
Hodenatrophie. Lästige nächtliche Erektionen; später impotent. Hydrozele. *Hodenverhärtung. Hodenschmerzen;* QUÄLEND. Genitalschweiß. Erhöhter Sexualtrieb. *Hodenschwellung.*
Bei Frauen ist der Sexualtrieb ebenfalls erhöht. VERHÄRTUNG DER OVARIEN; UTERUS; Cervix uteri. Entzündung von *Ovarien* und *Uterus.* Prolapsus uteri. *Leukorrhö,* ätzend; reichlich, *dick;* GELB. Menses fehlen; reichlich; spät; unterdrückt. Schmerzen in Ovarien und Uterus. *Sterilität.*

Heiserkeit. Atmung beschleunigt; asthmatisch; erschwert nachts mit Herzaffektionen und beim Steigen; unregelmäßig; kurz; erstickend.

Husten: trocken; kurz; spastisch. Auswurf morgens. Blutig bei Herzaffektionen; schwer herauszubekommen; Schleim; stinkend; zäh; gelb.

Angst in der Herzgegend. Brustkongestion. BRUSTBEKLEMMUNG; *des Herzens.* Hitze in der Brust. *Herzhypertrophie.* Entzündung des Herzens; Endokard. Milch unterdrückt. Herzgeräusche. Enge der Brust; DES HERZENS. Brustschmerz; beim Husten; Seiten der Brust; im Herzen; brennend in der Brust; schneidender Brustschmerz; Stechender Brustschmerz. Herzklopfen; *nachts; ängstlich; bei leichtester Anstrengung;* bei Bewegung; TUMULTUÖS; beim Gehen. Schwellung der Achseldrüsen ohne Tendenz zu eitern.

Schmerz im Sakrum; stechender Schmerz in der Lumbalregion.

Kalte Hände bei heißem Kopf. Kalte Unterschenkel und Füße. Schwere der Füße. Hüftgelenksleiden. Juckende Gliedmaßen. Untere Extremitäten. Gliederschmerzen; *Gelenke;* gichtig rheumatisch; Ellbogen; Hüfte; ziehender Schmerz im Knie; stechender in Schulter und Handgelenk; reißender Gliederschmerz; obere Extremitäten; Finger; Fingergelenke; Daumengelenke. Wassersüchtige Schwellung der Glieder; Hände; Beine; Füße; Schwäche der oberen Extremitäten; der unteren; Knie.

Träume: erotisch; *ängstlich;* peinigend; schrecklich; lebhaft. Unruhiger Schlaf; *Schläfrigkeit.* Erwacht zu früh.

Frost im warmen Bett. Schüttelfrost. Schweiß morgens und nachts; profus.

Brennende Haut. Kälte der Haut. Ekzeme an Nacken, Brust und Unterarmen. Herpetische Ausschläge. Jucken und Brennen. Ulzera: kanzerös; absondernd; gelber Eiter; empfindlich.

Aurum sulphuratum

Die Symptome dieses Mittels erscheinen MORGENS, vormittags, nachmittags, *abends,* und WÄHREND DER NACHT. VERLANGEN NACH FRISCHER LUFT. Frische Luft verschlechtert viele Symptome. Steigen erzeugt viele Beschwerden. Eingeschlafenes Gefühl einzelner Teile; Bandgefühl um einzelne Partien. Kanzeröse Affektionen; ULZERA. Schlimmer durch Kälte allgemein; durch kalte Luft; durch und nach Abkühlung. Blutwallung. Hysterische Konvulsionen. Neigung zu Wassersucht. Schlechter während und nach dem Essen und durch Anstrengung. Kribbelgefühl. Gefüllte Venen mit Auftreibungsgefühl; Mangel an Lebenswärme. Verhärtung von Drüsen und anderem. Entzündungen innerer Organe; der Knochen; der Drüsen; der serösen Häute. Verlangen, sich hinzulegen, aber Liegen verschlechtert einige Symptome; schlimmer beim Liegen im Bett. Sehr hilfreich bei Fällen von Quecksilberabusus. Bewegung intensiviert die meisten Symptome. Schleimsekretion stark vermehrt. Sehr starker Blutandrang zu Brust und Kopf. Schmerzen in Knochen und Drüsen; quälend; *bohrend*, schneidend, *drückend*, stechend, reißend in vielen Körperteilen; Hinabziehen in Muskeln und Knochen; Organlähmung. Sehr wirksam bei rotgesichtigen, vollblütigen Leuten. Innerliches Pulsieren; der Puls ist *klein*, SCHNELL, *unregelmäßig und schwach*. Ausgeprägte Verschlimmerung ist die Folge hastiger Bewegungen wie Rennen. Überempfindlich gegen Schmerzen, in den Drüsen. Beschwerden sind vorwiegend rechtsseitig. Geradesitzen verschlechtert einige Symptome; Stehen verschlimmert viele Symptome. Schwellung der betroffenen Teile; der Drüsen.

Spannungsgefühl über den ganzen Körper; Verschlimmerung der Symptome *durch Berührung*. Zittern von Körper und Gliedern. Gehen bessert; schnelles Gehen verschlimmert; Gehen an frischer Luft verschlechtert. Einige Symptome werden im warmen Bett, wieder andere sowohl durch Wärme als auch Kälte schlimmer; schlechter im warmen Zimmer und durch warmes Einhüllen. Ausgeprägte allgemeine Schwäche; Müdigkeit. Beschwerden schlimmer im Winter.

Geistesabwesend; zorngeneigt, auch zu Gewaltsamkeit; ANGST; des Gewissens; mit Furcht; um sein Seelenheil. Sehr kritisch gegenüber all ihren Freunden; krankhaft heiter und freundlich; *Abneigung gegen Gesellschaft*. Sie hat all ihr Selbstvertrauen verloren. Verwirrung morgens, schlimmer durch geistige Anstrengung; sehr schüchtern, sogar feige. Lebensüberdruß und *Verlangen nach dem Tode*. Wahnvorstellungen von Tieren. *Hoffnungslos* in bezug auf Genesung und Seelenheil; ERREGUNG und Unzufriedenheit; Geistesanstrengung verschlechtert alle Geistessymptome. Ausgeprägte Phantasie. Furcht in Menschenmengen; vorm Tod; vor Unglück; vor Menschen; vor Einbrechern; sehr vergeßlich und schreckhaft. Sehr hilfreich bei chronischen Beschwerden, die ihre Ursache in Kummer haben. Hysterisch und beständig in Eile; zunächst geistig rege, später stumpfsinnig; Imbezillität. Er wird schwachsinnig und indolent; will nicht arbeiten, wird zum Landstreicher. Dieses Symptom schlägt um in Erregung und Arbeitswut. Es sollte ausgezeichnet bei Wahnsinn, Unentschlossenheit und *extremer Reizbarkeit* wirken; Stöhnen und Lamentieren. Manisches Benehmen und Geschwätzigkeit, Gedächtnisschwäche; unnatürliche Fröhlichkeit; beständig wechselnde Launen; verdrießlich, verstockt und leicht beleidigt; GEISTESPROSTRATION; streitsüchtig. Große Unruhe, schlimmer nachts. Extreme Traurigkeit morgens, aber schlimmer ABENDS und bei Schweiß. Allgemein überempfindlich. Möchte sitzen und grübeln. Möchte nicht angesprochen werden; SELBSTMÖRDERISCHE GEDANKEN beschäftigen ihn; mißtrauisch; will nicht sprechen; Weinen, schlimmer nachts; abwechselnd mit Lachen.

Schwindel an frischer Luft; mit Kopfschmerz; muß sich legen; im Stehen; beim Bücken; Gehen in frischer Luft.

Völle im Kopf; anhaltende Hyperämie des Gehirns. *Haarausfall.* Hitze im Kopf; brennende Kopfhaut. Schwere bei Bewegung oder Aufstehen; im Hinterkopf; Hydrozephalus, Kopfhautjucken schlimmer nachts. Kopfnicken wie bei Paralysis agitans. Kopfschmerz; morgens im Bett, nachmittags; abends; besser an frischer Luft, schlimmer durch Haareaufbinden; durch Husten; schlimmer im Liegen; durch Bewegung; durch starke Gerüche; durch Zimmerwärme; nach dem Schlafen; durch Anstrengung der Augen; durch Reden; in windigem, stürmischem Wetter. Quälender Schmerz in der Stirn, schlimmer durch Bewegung, im Hinterkopf; in Hinterkopf und Stirn; in den Seiten des Kopfes; in den Schläfen; in Schläfen und Stirn. Bohrende Kopfschmerzen; Stirn; Scheitel. Ziehender Kopfschmerz; lanzinierender Hinterkopfschmerz. Drückender Kopfschmerz; *Stirn;* Hinterkopf; Schläfen; Scheitel. Stechende Kopfschmerzen; in der Stirn; in den Seiten des Kopfes. REISSENDER KOPFSCHMERZ; in der Stirn; im Hinterkopf; in den Seiten; in den Schläfen. Pulsieren im Kopf bei Husten und Bewegung; in den Seiten.

Die Augenlider sind morgens verklebt; Absonderung gelben Schleims aus den Augen; Hitze in den Augen. Entzündung der Augen; katarrhalisch; SKROFULÖS; syphilitisch; chankroid; mit Ulzeration der Kornea; der Iris. Jucken der Lider; der Canthi. Viel und leichter Tränenfluß; TRÜBUNG DER KORNEA. Augenschmerzen; durch Bewegung; beim Lesen; quälend, brennend in den Augen und Canthi; *schneidend, drückend;* wie von Sand; stechend. *Optikusparalyse.* Photophobie. Exophthalmus und *Pulsieren* in den Augen. Kontrahierte Pupillen. *Rötung der Augen;* der *Lider. Skrofulöse Augenaffektionen*; Flecken auf der Kornea; Gerstenkorn nahe des äußeren Canthus; Lidschwellung. Schwimmende schwarze Pünktchen im Gesichtsfeld; TRÜBES SEHEN; *Diplopie*. Alle Symptome der Augen sind schlimmer bei angestrengtem Sehen. NEBLIGES SEHEN. Hemiopie; kann nur die untere Hälfte von Gegenständen sehen. Erblindung durch Optikusparalyse; rauchiges Sehen; Funken; Sterne.

Ohrabsonderung; fötid; scharf; eitrig; als Folge von *unterdrückten Ausschlägen;* die Ohren sind rot; Trockenheit in den Ohren; wenig Ohrenschmalz; Stechen der Ohren; Geräusche; Brummen; Knacken; Flattern; *Summen; Klingen;* Brausen; Rauschen. Schmerzen in den Ohren; Stechen in und hinter den Ohren; Reißen in den Ohren. Die Ohren brennen. Scharfes Gehör; für Lärm; *vermindert; verloren.*

Nasenkatarrh; Absonderung *blutig*; trockene Krusten, schlimmer rechts, grünlich; HART; STINKEND, EITRIG; DICK; GELB. Die Nase ist rot und geschwollen; besonders ausgeprägt an der Nasenspitze. Lauf- und Stockschnupfen; Trockenheit in der Nase; Nasenbluten beim Schneuzen; Jucken der Nase äußerlich und innerlich. Die Nase ist verstopft; stinkender Geruch aus der Nase; Ozeana. Nasenschmerz nachts; in den Nasenknochen; bei Berührung, brennend; Wundheit; ulzeröser Schmerz, rechts; Polypen in der Nase. Nase sehr berührungsempfindlich. Geruchssinn zunächst scharf, später verloren. Häufiges Niesen. *Geschwollene Nase.* ULZERATION IN DER NASE.

Lippenepitheliom; aufgesprungene Lippen. Verfärbung des Gesichts, erdig, fahl, rot, rote Flecken. Gesichtsausschläge; Stirn, *Nase*; Akne rosacea; Komedonen; Schorfe, Schorfe auf der Nase; Pickel im Gesicht und auf der Stirn; Pusteln; Schorf. Gesichtsschmerz; rechts; schlimmer in kalter Luft; in der Parotis; in der *Unterkieferdrüse; Brennschmerz in den Lippen;* ziehend im Gesicht, stechend, reißend; Reißen in Wangenknochen und Unterkiefer. Gesichtsschweiß; kalt. Schwellung des Gesichts, der

Wangen, der Drüsen allgemein; der Lippen; der *Parotis;* der Submaxillaris; Lippenulzera.

Aphthen im Mund und auf der Zunge; Zahnfleischbluten. Die Zunge ist aufgesprungen. Der Mund erscheint heiß. Stinkender, sogar fauliger Mundgeruch. Erschwertes Sprechen. Zahnfleischschwellung. Geschmack: bitter, pappig, metallisch, faulig, sauer, süßlich, verloren. Ulzera an Zahnfleisch und Zunge. Bläschen im Mund. Karies. Verlängerungsgefühl in den Zähnen. Zähneknirschen im Schlaf. Die Zähne lockern sich. Zahnschmerz, schlimmer durch Berührung, ziehend, stechend, *reißend*.

Hals- und Mandelentzündung mit verlängertem Zäpfchen. Kloßgefühl im Hals; es bildet sich viel Schleim im Rachen. Schluckschmerz; brennend, stechend, kratzend. Mandelvereiterung; erschwertes Schlukken. Schwellung von Hals und *Mandeln*; Schwellung der Schilddrüse. Ulzeration im Hals, an Tonsillen, Zäpfchen, *syphilitisch*.

Heißhunger. Abneigung gegen Speisen, Fleisch. Verlangen nach Stimulantien, Kaffee, kalten Getränken, Milch. Auftreibung des Magens. Sehr verlangsamte Verdauung; Leeregefühl. Aufstoßen wäßrig, bitter, nach Gegessenem schmeckend, bessert. Völle im Magen; Hitzewellen. SCHLUCKAUF. Brechreiz nach dem Essen; bei Kopfschmerz. Magenschmerzen; brennend, schneidend, *drückend*, stechend. Brennender Durst; extrem. Galleerbrechen.

Leberatrophie; *Lebervergrößerung*. Von Gas aufgeblähtes Abdomen; von Serum. Leistenbubo. Blähungen gehen nicht ab. Völle und Schwere. Bauchschmerz; nachts, nach Mitternacht, *durch Kolik;* beim Husten; nach dem Essen; während den Menses; im Hypochondrium; in der Leistenregion, als wolle eine Hernie austreten; brennend im rechten Hypochondrium; krampfender, schneidender, drückender Bauchschmerz; im Hypochondrium; im Hypogastrium. Poltern im Bauch; Schwellung der *Leistendrüsen*.

Analkondylomata. *Verstopfung; abwechselnd mit Diarrhö; schwergängiger Stuhl;* Rektuminaktivität, während den Menses. Diarrhö; morgens, nachts, mit Brennen im After. Analfistel. Austritt von Gasen aus dem Rektum; *stinkend*, was bessert. Blutende Hämorrhoiden; äußere Hämorrhoiden. Jucken im Anus. Feuchtigkeit der Haut in der Analregion. Afterschmerzen während Stuhlgang. Brennen im After bei Diarrhö; Wundheit der Analregion; stechender Afterschmerz; Analprolaps. Stuhldrang im Rektum. Der Stuhl ist grau, grünschleimig, dünnschleimig, *hart, knotig,* GROSS.

Die Blasensymptome sind sehr zahlreich und wichtig. Druck in der Blase. Harnverhaltung. Ständiger Harndrang; erfolglos. Miktion tröpfelnd, schwierig, *häufig, nachts unwillkürlich,* unbefriedigend. Harnunterdrückung. Prostatasekretion. Brennen in der Harnröhre beim Wasserlassen; Stechen und Reißen in der Harnröhre. Urin; *eiweißreich, blutig,* brennend, wird beim Stehenlassen wolkig, reichlich, übelriechend; Grieß im Urin; SPÄRLICH; schleimiges Sediment; dick; gelb.

Kondylomatosis an der Eichel. Impotenz. Hydrozele bei Knaben. Hodenverhärtung. Entzündung der Eichel; der Hoden; der Nebenhoden. Jucken des Skrotums. Schmerz in den HODEN: QUÄLEND; ziehender Schmerz in den Hoden; lanzinierender Schmerz im Penis; DRÜCKENDER SCHMERZ IN DEN HODEN. GENITALSCHWEISS; Skrotum. *Samenergüsse.* Das Sexualbedürfnis ist erhöht, bei erschlafftem Penis. Schwellung der Hoden, besonders rechts. *Penisschanker* bei Syphilitikern, die viel Quecksilber bekommen haben; Uterus-Ca. Gesteigertes Sexualverlangen bei Frauen. Entzündung des Uterus. Jucken der Vulva. Leukorrhö: morgens schlechter, scharf, *reichlich, dick,* transparent, *weiß,* GELB. Menses fehlen, reichlich; unregelmäßig; erste Menstruation bei Mädchen setzt verspätet ein; zu häufig; verspätet; unterdrückt. Schmerzen in den Ovarien, im Uterus; wie zerschlagen; Senkungsgefühl im Uterus, speziell während den Menses; Brennen in Genitalien und Vagina. Lanzinieren in der Vulva. PROLAPSUS UTERI. Schwellung der Vulva.

Schleim in Larynx und Trachea; Heiserkeit. Die Atmung ist beschleunigt, asthmatisch: Dyspnoe *nachts;* beim Steigen, im Liegen, im Gehen; Atmung unregelmäßig, kurz und erstickend, nachts schlimmer.

Husten morgens; nächtliche Anfälle; schlimmer in kalter Luft; kurz, trocken, hart, quälend; kurz, spastisch. Auswurf morgens und abends blutig, schwierig; spärlich, grünlich, übelriechend, *eitrig,* gelb.

Kongestion der Brust mit Angst; spastische Konstriktion der Brust. Rissige Brustwaren. Herzflattern. Hitze in der Brust. Milch verschwindet oder ist unterdrückt. Beklemmung der Brust schlimmer nachts. Brustschmerz; bei Husten; beim Einatmen; in den Seiten der Brust bei tiefer Inspiration; quälende Herzschmerzen. Brennen in der Brust; Schneiden in Brust und Herzen; Drücken in Brust, Seiten und Sternum; Wundheit in der Brust; stechender Brustschmerz; beim Einatmen oder tiefem

Atemzug; im Sternum; im Herzen; in den Brustwarzen. Herzklopfen nachts; *beim Steigen;* ängstlich; bei leichtester Erregung; bei geringster Anstrengung; während den Menses; bei Bewegung; tumultuös; sichtbar; beim Gehen. Zittern des Herzens. Geschwollene Mammae; *Achseldrüsenschwellung.*

Der Rücken ist kalt; Hitze in der Lumbalregion; Jucken des Rückens. Rückenschmerzen morgens; bei tiefem Atmen; in der Dorsalregion; in der Lumbalregion, schlimmer im Sitzen; im Sakrum, in der Wirbelsäule; quälend im Sakrum; wie zerschlagen in der Lumbalregion; ziehend in der Zervikalregion; drückend im Rücken und in der Lumbalregion; stechend in der Lendengegend. *Rückensteifheit.* Schwäche in der Lumbalregion.

An den Fingergelenken finden sich Gichtknötchen; Knochenkaries. FÜSSE, UNTERSCHENKEL UND HÄNDE SIND KALT. Die Haut der Hände ist aufgesprungen, die Fingernägel sind blau. Die Füße erscheinen sehr schwer. *Hüftgelenksleiden.* Jucken der oberen und unteren Extremitäten. Taubheit der Glieder im Liegen oder beim Erwachen; Beine. Gliederschmerzen beim Liegen und Erwachen; Beine. Gelenkschmerzen; Schulter, Oberarm, Ellbogen, Unterarm, *Hüfte;* Zerschlagenheitsschmerz in allen Gliedern; Ziehen in allen Gliedern, aber besonders in den Knien und Füßen; Stechen in Schulter, Handgelenk, Füßen, Zehen; Reißen in den Gliedern, Gelenken, Armen, Oberarm, *Finger,* FINGERGELENKE, Oberschenkel, Zehen. Spannung der Oberschenkel; Schwäche der Glieder; der Gelenke, Arme, Beine, Knie. Schmerzlose Lähmung. Wankender Gang. Kniesteife. Wassersüchtige Schwellung von Beinen und Füßen. Schwäche der Glieder; der Gelenke. Torkelnde Gangart.

Komatöser Schlaf. Träume: erotisch, ängstlich, von Mördern, Toten, vom Tod, *qualvoll, furchtbar,* LEBHAFT, vergnüglich, von Dieben. Der Schlaf ist sehr ruhelos; Schläfrigkeit nachmittags; nach dem Mittagessen. Schlaflos vor Mitternacht; nach Mitternacht. Erwacht sehr leicht.

Kälte abends im Bett; Frösteln; Schüttelfrost. Fieber eines milden, unausgeprägten Typs. Schweiß morgens; nachts; profus.

Brennen der Haut, kalte Haut. Ausschläge; Blasen; Furunkel; brennend; Ekzeme; *Herpes,* Pusteln; schorfig; Urtikaria; Bläschen. Erysipel; Wucherungen. Kribbelgefühl, Jucken, juckendes Brennen, juckendes Kriechen, juckendes Stechen der Haut. Empfindliche Haut. Wundheitsgefühl. *Geschwüre:* brennend, kanzerös, *tief,* übelriechend, sondern gelben Eiter ab; fistulös, empfindlich, eiternd, *syphilitisch.* Es heilte *syphilitische Warzen.*

Baryta iodata

Die Beschwerden dieses Mittels treten auf morgens; nachmittags; abends; nachts; nach Mitternacht; großes Verlangen nach frischer Luft; besser an frischer Luft; besser in kalter Luft. Erkältet sich leicht; schlechter bei kaltem, nassem Wetter. Kongestion in vielen Teilen. Konvulsive Muskelaktionen. Der Patient fühlt sich schlechter vor dem Essen und beim Fasten; schlechter nach dem Essen; einige Symptome werden durch Essen gebessert. Abmagerung. Anstrengung verschlechtert die meisten Beschwerden. Ohnmachtsanfälle. Kribbeln am ganzen Körper. Allgemeines Völlegefühl. Leicht kommt es zu Hämorrhagie. Verhärtung vieler Teile; von Drüsen. Entzündung oder Kongestion innerer Organe; Drüsen. Mattigkeit; dauerndes Liegen erholt ihn. Liegen auf dem Rücken verschlimmert. Liegen im Bett vermehrt einige Symptome. Schlechter vor und bei den Menses. Bewegung verschlimmert die Symptome. Schmerzen in Knochen und Drüsen. Drückende, zerschlagene und stechende Schmerzen. Reißen in vielen Teilen; nach unten; in den Muskeln. Es paßt zur Symptomatik phlethorischer Menschen. Druck verschlimmert viele Symptome. Pulsieren am ganzen Körper. Der Puls ist schnell; voll; hart; klein. Sehr schmerzempfindlich; Drüsen. Schwellung und Entzündung der betroffenen Partien und Drüsen. Spannung am ganzen Körper. Verschlechtert durch Berührung. Zittern und Zucken. Gehen verschlechtert alle Symptome. Schlimmer durch Wärme allgemein; im warmen Zimmer; durch Warmwerden. Schwäche; während den Menses, nervös; beim Gehen.

Ärger, Angst und Abneigung gegen Gesellschaft. Konzentrationsschwäche. Geistige Verwirrung. Schüchtern, sogar feige. Wahnvorstellung; meint, tote Leute zu sehen. Phantasievorstellungen. Ausgeprägte Geistesträgheit. Furcht vor Unglück und Menschen. Schwaches Gedächtnis; sehr vergeßlich. Sie fühlt sich gehetzt und hysterisch. Ungeduldig, unentschlossen; gleichgültig; träge. Geschwätzig und reizbar. Ausgeprägte geistige Schwäche. Wechselnde Launen. Ausgeprägte Ruhelosigkeit. Traurigkeit und Weinen. Überempfindlich gegen Geräusche. Er möchte sitzen und über vergangenen Ereignissen brüten. Schwindel im Liegen, beim Bücken; beim Gehen.

Der Kopf fühlt sich kalt an. Abends und nachts besteht Hitze und Hyperämie des Kopfes. Schwere des Kopfes. Kopfschmerzen; morgens beim Aufstehen; vormittags; nachmittags; besser oder auch schlechter an frischer Luft; verschlimmert durch Hochbinden der Haare; durch Lärm; beim Gehen; im warmen Zimmer. Schmerzen in der Stirn; rechte Seite; über den Augen; im Hinterkopf; Seiten; Schläfen. Zerschlagenheitsschmerz. Drückender Schmerz; Stirn; über den Augen; Hinterkopf; Seiten; Schläfen. Betäubender Schmerz. Reißen im Scheitel. Schweiß der Kopfhaut. Pulsieren in Stirn und Schläfen.

Konjunktivitis. Iritis tuberculosa. Jucken der Augen. Trübung der Hornhaut. Augenschmerzen, schlimmer durch Licht; quälend; brennend; drückend; wie von Sand; fühlen sich empfindlich an; Photophobie; Exophthalmus; erweiterte Pupillen. Rötung der Augen und Lider. Geschwollene Lider. Das Sehen ist trüb; Diplopie; Flimmern; Nebel; Funken; schwach.

Eiterabsonderung aus den Ohren. Flatterndes Gefühl in den Ohren. Ohrgeräusche beim Kauen; Summen; Schwirren; Flattern; Klingen; Brausen. Reißender Ohrenschmerz. Verlegungsgefühl in den Ohren. Geräuschempfindliches Gehör; schwerhörig.

Katarrh der Nase; Absonderung blutig; reichlich; harter Schleim; gelb; nach hinten. Rötung der Nase. Trockenheit in der Nase. Fließschnupfen mit Husten. Nasenbluten beim Schneuzen. Nasenverstopfung nachts. Schmerz in der Nase; an der Nasenwurzel. Häufiges Niesen. Rote und geschwollene Nase.

Kälte im Gesicht. Es ist geschwollen und gerötet; die Lippen sind blau; manchmal blasses Gesicht; manchmal umschriebene rote Flecken. Verzerrtes und eingefallenes Aussehen. Abgemagert. Ausschlag im Gesicht und auf der Nase; Furunkel und Pickel. Schmerz im Gesicht; in der Unterkieferdrüse. Schwellung der Submaxillaris; der Parotis.

Zahnfleischbluten, rissige Zunge. Zähne vom Zahnfleisch entblößt, lockere Zähne. Trockener Mund morgens; trockene Zunge. Stinkender, auch faulig riechender Schleim im Mund. Brennende Zunge; wundes Zahnfleisch. Vermehrter Speichelfluß. Geschwollenes Zahnfleisch. Mundgeschmack schlecht; bitter; sauer. Ziehen und Reißen in den Zähnen.

Konstriktion und Trockenheit des Rachens. Vergrößerte Tonsillen. Entzündung mit ausgeprägter Mandelanschwellung. Membranöse Exsudation im Rachen. Halsschmerz bei Leerschlucken; brennend. Das Schlucken ist erschwert. Die Halsdrüsen sind hart und geschwollen.

Der Appetit ist vermindert; vermehrt, sogar heißhungrig bei Abmagerung; hat keinen Genuß am Essen; mangelhafter Appetit; Abneigung gegen Speisen. Leeregefühl. Aufstoßen: leer; sauer und Wasserzusammenlaufen; bessert. Völlegefühl und Sodbrennen. Hitzewallungen im Magen. Schweregefühl nach dem Essen. Verdauungsstörung mit Schluckauf. Brechreiz und Ekel vor Speisen. Gastritis. Magenschmerz nach dem Essen; krampfartig; nagend; drückend; Wundheit; stechend; Würgen. Spannungsgefühl im Magen. Starker Durst; unstillbar. Erbrechen von Galle; wäßrig.

Aufgeblähtes Abdomen; vergrößerte Mesenterialdrüsen. Flatulenz; Poltern. Bauchschmerzen; nach dem Essen; vor und während den Menses; im Hypochondrium; in der Leistenregion; in der Nabelgegend; krampfartig; schneidend; ziehend; drückend im Hypogastrium; stechend im Hypochondrium und in den Seiten des Bauches.

Verstopfung; schwerer Stuhlgang; Inaktivität des Rektum; Stuhl ungenügend; hart; knotig. Gelbe, wäßrige Diarrhö mit viel Flatus, äußerliche Hämorrhoiden. Jucken am After. Schmerz im Rektum. Brennen nach dem Stuhlgang; Tenesmus. Erfolgloser Stuhldrang.

Harnverhaltung; beständig; häufig. Miktion häufig; nachts; unwillkürlich. Prostatahypertrophie. Polyurie.

Verhärtung der Hoden. Mangelnde Erektionen. Samenergüsse. Bei Frauen findet sich erhöhter Sexualtrieb. Leukorrhö blutig; vor den Menses. Menses reichlich; häufig; schmerzhaft; kurz; unterdrückt.

Schleim in der Trachea. Stimme: heiser; verloren; rauh; schwach. Atmung schnell, asthmatisch; erschwert nachts; beim Steigen; rasselnd; kurz; erstickend.

Husten morgens; abends; asthmatisch; morgens trocken; durch Reiz in Trachea und Kehlkopf; rasselnd; spastisch; erstickend; beim Reden; durch Kitzel in Larynx und Trachea. Auswurf morgens und abends; schwierig; schleimig; eitrig; salzig; zäh; gelb.

Brustkatarrh. Brustenge. Entzündung der Bronchien; der Lungen. Beklemmung in der Brust. Brustschmerz. Stechende Schmerzen in Brust und Mammae. Herzklopfen; nachts; stürmisch. Lungenparalyse. Achseldrüsenschwellung.

Schmerzen im Kreuzbein, stechender Schmerz im Rücken und in der Lumbalregion.

Kalte Hände, Unterschenkel und Füße. Heiße Hände. Schwere der Glieder. Jucken der Glieder. Taubheit in Armen und Fingern. Gelenkschmerzen; gichtig; in der Hüfte; im Oberschenkel; in den Knien. Ste-

chende Schmerzen der Knie; Reißen in Knien und Unterschenkeln. Schweiß der Hände; Handteller; Füße. Müdigkeit der Knie.
Träume: erotisch; ängstlich; lebhaft.

Baryta sulphurica

Die Symptome dieses Mittels erscheinen *morgens; vormittags;* nachmittags; abends; *nachts;* nach Mitternacht. Verlangen nach frischer Luft, welche bessert; Geistessymptome sind im Freien besser. Ausgeprägte physische Angst. Viele Symptome zeigen sich besonders nach oder sind schlimmer nach *Anstrengung* oder *Treppensteigen.* Einzelne Teile werden taub und prickeln. Allgemein schlimmer durch Baden; im geschlossenen Raum: bei Kälte; in kalter Luft; durch Abkühlung; schlimmer nach Abkühlung; erkältet sich leicht; Mangel an Lebenswärme; schlimmer bei naß-kaltem Wetter. Konstriktion vieler Teile. Klonische Spasmen und epileptische Konvulsionen. Erweiterte Blutgefäße. Einige Beschwerden kommen während und nach dem Essen auf; schlimmer, wenn man sich richtig satt ißt. Abmagerung; Ohnmacht und schlaffe Muskulatur. Kribbeln und Völlegefühl. Verhärtete Drüsen. Schwere und Mattigkeit. Drüsenentzündung. Reaktionsmangel. Muskelzucken. Verlangen, sich hinzulegen. Die Symptome treten vor und während den Menses auf. Abneigung gegen Bewegung. Die meisten Symptome verschlechtern sich durch Bewegung. Der Patient fühlt sich bei Bewegung schlechter. Blutwallung im Körper. Schmerzen in Knochen; Drüsen; bohrend; brennend; nagend; zuckend; drückend; stechend; reißend. Reißen in Drüsen; Reißen nach unten. Paralyse, *einseitig;* der Organe; schmerzlos; Druck verschlimmert den Schmerz und viele Symptome. Pulsieren am ganzen Körper. Puls schwach bei Bewegung; Aufstehen verschlimmert. Empfindlichkeit äußerlich; gegen Schmerz. Elektrische Schläge innerlich. Es wirkt einseitig; meistens *rechts.* Geradesitzen und Stehen ruft manche Symptome hervor. Steifheit von Muskeln und Gelenken. Drüsenschwellung. Spannung am ganzen Körper. Zittern in Körper und Gliedern. Gehen provoziert viele Symptome. Gehen an frischer Luft bessert jedoch die Beschwerden. Schwäche nach dem Essen; während den Menses; beim Gehen.

Angst abends im Bett; während der Nacht; vor Mitternacht; mit Furcht; MIT FIEBER; vor der Zukunft. Verlangt unnötige Dinge und legt sie schon bald wieder zur Seite. Sie ist sehr kritisch. Abneigung gegen Gesellschaft. Konzentration unmöglich. Verwirrung morgens; abends; besser an frischer Luft. Furcht abends; in einer Menschenmenge; vor Unglück; vor dem Tod; vor Menschen. Vergeßlichkeit, besonders für Worte. Erschrickt leicht. Ist immer in Eile und reagiert auf Kummer fast hysterisch. Geistesschwäche ähnlich Imbezillität. Ungeduld, Gleichgültigkeit, Trägheit und *Verlust der Willenskraft.* Sehr ausgeprägte Reizbarkeit, und zwar schlechter abends. Schwaches Gedächtnis. Stöhnen und Wehklagen. *Mißtrauisch* und Furcht vor Unterhaltung. Scheu. Spricht im Schlaf. *Ohnmachtsanfälle; Bewußtlosigkeit.* Weinen, schlimmer nachts. Abneigung gegen geistige Betätigung. Schwindel; Gegenstände drehen sich im Kreis; im Stehen; beim Gehen.

Der Kopf ist manchmal kalt, dann wieder hyperämisch bei kalten Füßen. Konstriktion in Stirn und Hinterkopf. Leeregefühl im Kopf. Hautausschläge; Schorfe; feucht; Pickel. Kribbeln der Kopfhaut und Haarausfall. Schwere des Kopfes abends; Stirn; Hinterkopf; JUCKEN DER KOPFHAUT. Gefühl, als wäre das Gehirn lose. Gefühl von Bewegungen im Kopf. Kopfschmerz morgens im Bett; vormittags; nachmittags; *abends;* besser im Freien; schlechter vom Husten; nach dem Essen; wenn erhitzt; durch Auftreten; im Liegen; beim Bewegen des Kopfes und der Augen; Kopfschütteln; durch Druck; nach Schlaf; durch Niesen; *beim Bücken;* im Sommer; durch Sonnenhitze; stark; beim Gehen; schlimmer im warmen Zimmer; besser durch Gehen an frischer Luft. Schmerz in der Stirn; abends; schlimmer rechts; über den Augen; im Hinterkopf; IN DEN SEITEN; in den Schläfen; bohrend in Stirn und Schläfen; berstend in Stirn und Kopf; ziehend in Stirn, Seiten des Kopfes und Schläfen; dumpf im Kopf; zuckender Schmerz im Kopf. Drückender Kopfschmerz; wie im Schraubstock; in der *Stirn,* nach außen drückend; über den Augen; im Hinterkopf; in den Seiten; in Schläfen; im Scheitel. Schießender Kopfschmerz, im Scheitel. Zerschlagenheitsschmerz. *Stechender* Kopfschmerz; in *Stirn;* eminentia frontalis; Schläfen; Scheitel. Betäubender Kopfschmerz. Reißender Hinterkopfschmerz. Schweiß der Kopfhaut; Pulsieren in den Schläfen. Gefühl von elektrischen Schlägen im Kopf.

Baryta sulphurica hat Katarakt geheilt. Die Augenlider sind morgens verklebt. Trockenheit der Augen, Konjunktivitis, Lidentzündung. Jucken und Tränenfluß. Es heilte Hornhauttrübung. Augenschmerz bei angestrengtem Sehen; SCHLIMMER DURCH LICHT; Wehtun der

Augen; brennend, beim Gebrauch der Augen; brennend in den Canthi; drückend; wie von Sand; reißend. Sehnervenlähmung. *Photophobie.* Exophthalmus. Heilte exophthalmischen Kropf. Pupillen erweitert und lichtunempfindlich. Rötung der Augen. Schwellung der Lider. Schwarze Flecken; Pünktchen und Fliegen im Gesichtsfeld. *Trübes Sehen. Nebliges Sehen.* Funken vor den Augen. Schwache Sehkraft. *Angestrengtes Sehen verschlimmert.*

Blutige Absonderungen der Ohren. *Ausschlag hinter den Ohren.* Kribbelgefühl. *Jucken in den Ohren;* Ohrgeräusche; *Summen;* Krachen; Knistern; Flattern; Hallen; *Klingen;* BRAUSEN. Schmerz im rechten Ohr; ziehend hinterm und im Ohr; *stechend im Ohr;* reißend im Ohr. Pulsieren im Ohr. Zucken in den Ohren. SCHWERHÖRIGKEIT.

Der Patient hat beständig die Neigung, zu schneuzen. Fließschnupfen mit Husten. Nasenkatarrh mit blutiger Absonderung; reichlich; krustig; harte Klumpen; stinkend; dick; gelb. TROCKENHEIT IN DER NASE. Nasenbluten beim Schneuzen. Die Nase ist oft verstopft. Der Geruchssinn ist scharf. Häufiges Niesen. Die Nase ist geschwollen.

Das Gesicht ist kalt. Konvulsives Zucken des Gesichtes. Die Lippen sind trocken und rissig. Das Gesicht ist blaß oder rot. Ausschläge im Gesicht; auf der Stirn; auf der Nase; Akne; Furunkel; Pickel; Schorf; Ekzeme; Herpes. Das Gesicht ist heiß und rot. Gesichtsschmerz; in *Unterkieferdrüsen;* ziehender Gesichtsschmerz. Gesichtsschwellung; *Parotis;* SUBMAXILLARIS; SCHMERZHAFT.

Zahnfleischbluten. Aufgesprungene Zunge. Das Zahnfleisch löst sich von den Zähnen. Die Zunge ist weiß belegt. Trockener Mund und Zunge morgens. Schleim im Mund. Übelriechender, sogar fauler Mundgeruch. Die Zunge brennt. Speichelfluß. Erschwerte Sprache. Geschwollenes Zahnfleisch. Schlechter, bitterer oder saurer Mundgeschmack. Brennende Bläschen im Mund und auf der Zunge. Zahnschmerz schlimmer durch Kaltes; kalte Getränke; nach dem Essen; durch Warmes; bohrend; ziehend; stechend; reißend.

Konstriktion im Hals. Trockenheit im Hals. Vergrößerte Mandeln. Räuspert Schleim aus dem Hals. Chronische Hals- und Mandelentzündung. Getränke steigen in die Nase hoch. Kloßgefühl im Hals. Die Rachenschleimhaut ist exsudativ belegt und der Hals ist voll zähen Schleims. Halsschmerz *beim Leerschlucken;* brennend; stechend beim Schlucken. Rauhheit im Hals. Ösophagusspasmus beim Schlucken. Geschwollene und vereiterte Tonsillen. Schlucken erschwert; von festen

Speisen. Verhärtung der Halsdrüsen, äußerlicher Halsschmerz. Halsdrüsenschwellung. Spannung im Hals.

Der Appetit ist wechselhaft; vermindert; *heißhungrig,* leicht satt; *appetitlos.* Abneigung gegen das Essen. Gefühl von Kälte im Magen. Verlangt Süßes. *Leeregefühl.* Aufstoßen; nach dem Essen; bitter; leer; sauer; wäßrig; AUFSCHWULKEN VON WASSER. Völle im Magen, auch nach sehr wenig Essen. Schweregefühl nach dem Essen. Hitzegefühl im Magen. Sodbrennen. Schluckauf. Langsame Verdauung. Ekel gegen Speisen. Brechreiz morgens. Magenschmerzen; nach dem Essen; krampfend; nagend; DRÜCKEND NACH DEM ESSEN; Schwächlichkeit; stechend; starkes Würgen. Engegefühl. Durst abends; unstillbar. *Erbrechen;* Galle; Schleim, *sauer,* wäßrig.

Auftreibung des Bauches mit Meteorismus und Völlgegefühl. Großes und hartes Abdomen; vergrößerte Mesenterialdrüsen. Bauchschmerzen morgens, nach dem Essen; während den Menses; bei Bewegung; durch Druck; nach Stuhlgang; in der Leistengegend; krampfartig; schneidend vor Stuhlgang; Stechen in Leistengegend und Seiten des Bauches; Reißen; Rumpeln; Spannung im Bauch. Verstopfung; Inaktivität des Rektum; erschwerter Stuhlgang; unbefriedigender Stuhl; *harter, knotiger Stuhl.* Diarrhö; schlimmer nachts durch Erkältung, gelber, wäßriger Stuhl; stinkende Gase. Kribbeln und Jucken im Anus und Rektum. Bluten aus dem Anus; wegen Hämorrhoiden. *Äußere Hämorrhoiden.* Unfreiwilliger Stuhlabgang. *Ständiges Nässen des Anus.* Mastdarmschmerz bei und nach Stuhlgang; Druck; Wundheit; Stechen; Tenesmus. Beständiger oder häufiger erfolgloser Stuhldrang. Askariden im Stuhl.

Harnverhaltung. Harndrang; beständig; *häufig;* plötzlich; muß sich beeilen, wenn er das Wasser nicht verlieren will. Dysurie. Nykturie. Unwillkürlicher Harnabgang nachts. Reichlich Harn nachts. Schleimige Absonderung aus der Harnröhre; eitrig.

Sexualtrieb und Erektionen fehlen beim Mann. Die Hoden sind verhärtet. Skrotalschweiß. *Samenergüsse.*

Bei den Frauen ist ebenfalls kein Sexualtrieb vorhanden. *Leukorrhö;* scharf; *reichlich;* vor den Menses. Menses *spärlich;* häufig; zu lang; unterdrückt. Brennen der Vulva.

Katarrh der Trachea mit reichlicher Schleimabsonderung. Stimme: heiser; fehlend; rauh; schwach. Atmung: beschleunigt; asthmatisch; erschwert nachts und beim Steigen; *rasselnd;* Erstickung. Luft; Husten morgens nach dem Aufstehen; abends; nachts; in kalter Luft; im Freien;

in feucht-kalter Luft; asthmatisch; trocken, morgens und abends; durch Reiz in Kehlkopf und Trachea; rasselnd; spastisch; erstickend; schlimmer durch Sprechen; durch Kitzel in Larynx und Trachea; quälend; Keuchhusten. Auswurf morgens und abends; schwierig; schleimig; eitrig; spärlich; zäh; gelb.

Katarrh der Brust mit starker Konstriktion und Beklemmung in der Brust. Pusteln auf der Brust. Völlegefühl in der Brust. Chronische Bronchitis. Jucken der Brust; der Mammae. Schmerzen in der Brust; abends; Wundheit in den Brustwänden. Drückender, stechender Schmerz in der Brust. *Herzklopfen;* nachts; ängstlich; stürmisch. Geschwollene Achseldrüsen.

Gefühl eines Gewichtes im Rücken. Jucken des Rückens. Rückenschmerzen; vor und während den Menses; beim Sitzen; in der Halsgegend; in der Lumbalregion abends sowie vor und während den Menses; im Sakrum; quälend, besonders in der Lendenregion; brennend in der Wirbelsäule und in der Lumbalgegend; ziehend in der Lendenregion; stechend im Rücken, in der Zervikal- und Lumbalregion. Pulsieren in der Lendenregion. Rückensteifheit; Halsgegend. Spannung im Rücken; Halsregion; Lumbalregion; Sakrum. Schwäche in der Lendengegend.

Kalte Hände und Füße. Die Hühneraugen stechen und brennen, sind wund und schmerzhaft. Rissige Hände und Finger. Sehr trockene Hände. Wadenkrämpfe. Schmerzhafte Ausschläge der Gliedmaßen; Pickel. Die Hände sind heiß. Schwere der Arme und Beine. Jucken der Glieder; Arme, Beine, Oberschenkel. Zucken der Beine. Taubheit der Arme; Hände; Finger. Schmerz in Gliedern; Gelenken; Armen; Schultern; Händen; Hüfte; Oberschenkel; Knie; Unterschenkel; zerschlagene Glieder und Gelenke; Ziehen in Armen; BEINEN; Oberschenkel und Unterschenkel; Knie, stechend; Reißen in allen Gliedern; Unterarm; Handgelenk; Beine, Oberschenkel; KNIE; Unterschenkel; Füße. Schmerzlose Paralyse der Arme. Schweiß an Händen und Handflächen; übelriechender Fußschweiß; unterdrückter Fußschweiß. Spannung in den Oberschenkeln. Ulzera an den Beinen. Schwäche der unteren Extremitäten.

Tiefer Schlaf. Träume: ängstlich; furchterregend; von Unglück; lebhaft. Schläft spät ein. *Unruhiger Schlaf.* Schläfrigkeit nachmittags; abends; nach dem Mittagessen. Schlaflosigkeit vor Mitternacht mit Schläfrigkeit.

Frost morgens; vormittags; mittags; nachmittags; abends; Frösteln an frischer Luft; bei geringster Zugluft; Kälte im Bett; äußerliche Kälte;

tägliche Frostanfälle; Schüttelfrost; einseitiger Frost; im allgemeinen linksseitig; erleichtert im warmen Zimmer. Fieber abends und nachts; wechselnd mit Frösteln; brennende Hitze; Hitzewellen. Schweiß nach Mitternacht; kalt; beim Essen; übelriechend; an einzelnen Körperteilen; im Schlaf; beim Erwachen.

Zeitweiliges Brennen der Haut; sonst Kälte; rissige Haut. Blasse Haut; rote Flecken. Trockene brennende Haut. Ausschläge; brennend, bei gelber Absonderung; TROCKEN; Herpes; Ringelflechte; juckend, schmerzhaft; fressend; Pickel; flüchtige Rötung; Schorf; schlimmer nach Abkratzen; nach Kratzen. Schmerzend; stechend; eiternd; Tuberkel; Knötchen; Urticaria; Bläschen, nach dem Kratzen. Abschürfung der Haut. *Kribbeln.* Jucken nachts; juckend; brennend; *juckendes Kribbeln,* unverändert durch Kratzen; *juckendes Stechen; im warmen Bett.* Nässen der Haut nach Kratzen. Die Haut ist sehr empfindlich. Stechen in der Haut nach Kratzen. Stechen in der Haut. Spannung. Kleine Wunden heilen nur langsam und eitern oft.

WARZEN; klein; stechend.

Calcarea iodata

Die Symptome dieses Mittels erscheinen oder verschlechtern sich morgens; nachmittags; *abends;* NACHTS; *nach Mitternacht.* Es erzeugte Abszesse. Es besteht ein starkes Verlangen nach frischer Luft, die Symptome bessert, andere jedoch hervorruft. Tendenz zur Anämie. Allgemeine physische Angst; eingeschlafenes Gefühl einzelner Teile; choreatische Bewegungen. Abkühlung bessert viele Symptome, jedoch erkältet der Patient sich leicht; kaltes Wetter verschlechtert. Es ist ein sehr wirksames Mittel bei Tuberkulose. Es heilte Konvulsionen; klonische; epileptische; mit Fallsucht. Konvulsive Bewegungen. Eine große Anzahl der Symptome tritt vor dem Essen auf und bessert sich nach dem Essen; andere sind vor und nach dem Essen schlechter. Starke Abmagerung. Anstrengung ist unmöglich. Ohnmachtsanfälle; im warmen Raum. Fasten provoziert viele Symptome. Innerliches Völlegefühl. Innere Hämorrhagie. Es ist sehr wirksam bei Verhärtung, besonders als Folge von Entzündungen. Große Mattigkeit; Liegen bessert, aber langes Liegen im Bett verschlechtert, wie auch Bettwärme; Blutwallung im Körper. Schmerzen sind vielfältig, aber mild und huschend, brennend, schneidend, zuckend, zwickend, drückend, stechend, reißend; mehr Schwäche als Schmerz. Schwitzt leicht und fröstelt beim Schwitzen. Pulsieren überall. Viele Symptome sind rechtsseitig. Schwellung der angegriffenen Partien und Drüsen; Schwellungen eitern. *Zittern* und *Zucken*. Die Symptome wie auch der Patient selbst sind schlechter bei Wärme, in warmer Luft, im warmen Bett, warmen Zimmer, bei warmer Einhüllung.

GROSSE ALLGEMEINE SCHWÄCHE; morgens; während den Menses.

Er ärgert sich sehr über Kleinigkeiten. Häufige Angstanfälle; um Lappalien. Abneigung gegen Gesellschaft; geistige Verwirrung; Wahnideen: sieht tote Leute. Unzufrieden; entmutigt; Hoffnungslosigkeit. Geistige Dumpfheit. Schlimmer durch Geistesanstrengung. Er hat Furcht vor Geisteskrankheit; vor Unglück; vor Menschen. Ungeduld; Gleichgültigkeit; Trägheit; Unentschlossenheit. Reizbarkeit; während Kopfschmerz. Symptome wie bei Geisteskrankheit und Manie. Heiter. Geistige Prostration. Ruhelos und ängstlich. EXTREME TRAURIGKEIT. Trägheit der Sinne; Auffahren im Schlaf; *Weinen*.

Schwindel morgens beim Aufstehen; beim Gehen; bei Kopfschmerz.

Der Kopf fühlt sich kalt an. Kongestionen, Hitze und Schwere des Kopfes; besonders während den Menses. Schorfige Ausschläge auf dem Haarboden. Haarausfall. Es heilte Hydrozephalus. Jucken des Haarbodens. Kopfschmerzen; morgens, durch Haareaufbinden verschlimmert; mit Schnupfen und Katarrh; ist gezwungen, sich hinzulegen; vor den Menses; beim Bewegen des Kopfes; durch Lärm; Reiten gegen kalten Wind; Bücken; Sprechen; Gehen; Zimmerwärme; Einhüllen des Kopfes. In der Stirn, über den Augen; *im Hinterkopf;* im Hinterkopf, vor den Menses; in den Schläfen; im Scheitel; in den Seiten des Kopfes, aber meist rechts. Drückender Schmerz in Stirn, Hinterkopf, Seiten, Schläfen und *Scheitel*. Scharfer Schmerz in der rechten Schläfe. Schießender Kopfschmerz; im Hinterkopf. Wunder, zerschlagener Kopfschmerz. Stechender Kopfschmerz, im Hinterkopf, in den Seiten des Kopfes, in Schläfen, Scheitel; betäubender Kopfschmerz; reißender Kopfschmerz, in den Schläfen. Kopfschweiß; auf der Stirn. Pulsieren im Kopf; Stirn; Schläfen.

Matte Augen; Entzündung der Bindehaut; skrophulöse Augenentzündung. Tränenfluß. Schmerz in den Augen; Brennen in den Augen. Der

Augapfel ist empfindlich gegen Berührung; vorstehende Augen; Exophthalmus. *Pupillen erweitert.* Rötung der Augen; der Lider. Schwache Augen; eingesunkene Augen; geschwollene Lider; Lidzucken; Nebelsehen; Sehschwäche. Farben vor den Augen; Funken.

Katarrh der Tuba Eustachii; Absonderung von den Ohren. Die Ohren sind heiß. Ohrgeräusche; summend, brummend, klingend, brausend; drückende, reißende Ohrenschmerzen; Gehör gesteigert, später vermindert.

Katarrh der Nase, auch retronasaler Katarrh; Rötung der Nase. Schnupfen, FLIESSEND und trocken. Absonderungen: wundmachend; stinkend; grünlich; eitrig; dick; wäßrig; gelb. Trockenheit in der Nase. Nasenbluten. Verstopfte Nase mit Verlust des Geruchsinns; viel *Niesen.* Geschwollene Nase.

Eingefallenes, kaltes Gesicht mit Muskelzucken. Gesicht erdig; *blaß;* rot; *gelb* verfärbt. Schuppender Gesichtsausschlag. Gesichtsschmerz. Geschwollene Submaxillardrüsen.

Aphthen im Mund; Zahnfleisch blutet leicht; die Zunge ist rissig; Trockenheit der Zunge. Schlechter Mundgeruch. Schmerz im Zahnfleisch; Zahnschmerz. Die Zunge brennt. Speichelfluß. Schwellung von Zahnfleisch und Zunge. Mundgeschmack stumpf, schlecht, bitter, sauer, süßlich. Mundgeschwüre.

Trockenheit und Engegefühl im Hals; vergrößerte, mit Krypten durchsetzte Tonsillen; zäher Schleim im Hals. Halsschmerz beim Schlukken; drückender Schmerz. Äußerliche Halsschwellung; viele harte Halslymphdrüsen.

Es heilte KROPF, sogar in Verbindung mit Exophthalmus.

Appetit VERMEHRT, heißhungrig oder fehlend; Abneigung gegen Speisen. Verlangen nach Stimulantien. Aufstoßen; leer; sauer; wäßrig, Sodbrennen. Schluckauf. Völle, Hitzewellen im Magen. Brechreiz nachts und nach dem Essen. Magenschmerz nach dem Essen; brennender, nagender, krampfender, schneidender, *drückender,* WUNDER und stechender Magenschmerz. *Pulsieren* im Magen. Starker, unstillbarer Durst. Erbrechen beim Husten, nach dem Essen; Galle; Blut; Speisen.

Auftreibung des Abdomens, tympanitisch. Vergrößertes Abdomen, Mesenterialdrüsen, Milz. Flatulenz; geht nicht ab. Leberinduration, verhärtete Mesenterialdrüsen. Bauchschmerzen; während den Menses, im Hypochondrium, in der Leber; brennend, krampfend, *schneidend,* drückend, im Hypogastrium. Pulsieren im Abdomen. Rumpeln.

Verstopfung; Inaktivität des Rektums; schwergängiger Stuhl; harter Stuhl. Diarrhö; abends, nach dem Essen. Erschöpfend; blutiger, reichlicher, wäßriger, weißer, gelber Stuhl; mit viel Flatus. Hämorrhoiden. *Jucken* des Afters; Brennen nach dem Stuhlgang; Tenesmus nach dem Stuhlgang; erfolgloser Stuhldrang.

Harnverhaltung oder Anurie; viel Harndrang nachts; häufiges Wasserlassen nachts; unwillkürlicher Abgang von Urin. Häufiges Harnlassen, wenn beschäftigt; stechender Schmerz im Blasenhals mit häufigem Harndrang. Es war wirksam bei Morbus Addison. Der Urin ist ätzend, albuminös, wolkig, dunkel, blaß, rot, reichlich, von schlechtem Geruch und bildet eine Haut an der Oberfläche.

Keine Erektionen; Samenergüsse; Sexualtrieb erhöht, jedoch ohne Erektionen; Hodenschmerz; Hodenverhärtung; Hodenschwellung.

Bei Frauen ist das Sexualverlangen erhöht; Uteruskongestion. *Leukorrhö*; ätzend, blutig, reichlich, gelb. Fehlende, unregelmäßige, *reichliche*, häufige, schmerzhafte, unterdrückte Menses. Metrorrhagie. Schmerz in Ovarien und Uterus. Sterilität. Schmerz in beiden Ovarien vor den Menses. Ovarialtumoren.

Katarrh von Larynx und Trachea; Konstriktion, Krupp. Laryngitis; Schleim in den Atemwegen; Kehlkopfschmerzen; Kehlkopftuberkulose. Kitzeln im Larynx. HEISERKEIT.

Beschleunigte, asthmatische Atmung, die beim Treppensteigen und nachts erschwert ist; rasselnd; kurz; Erstickung. Husten morgens; abends; nach Mitternacht; asthmatisch, TROCKEN; durch Reiz in Larynx und Trachea, kurz, *spastisch;* durch Kitzel im Kehlkopf. Auswurf: morgens: blutig, grünlich, schleimig, stinkend, eitrig, zäh, gelb. Heftiger

Angst in Brust und Herz; Konstriktion des Herzens. Verhärtung der Mammae. Bronchialkatarrh; Bronchitis, Pleuritis; Brustbeklemmung; Schmerzen in der Brust beim Husten; im Herzen; brennend, schneidend, drückend, Rohheit, stechend beim Husten; stechend in den Mammae. Herzklopfen, nachts. PHTHISIS. *Zittern im Herzen.* Es heilte knötchenförmige Mammatumoren, die berührungsempfindlich sind und nach Armbewegung schmerzen.

Kreuzbeinschmerz; Wundheitsgefühl der Wirbelsäule; stechender Schmerz im Rücken und in der Lumbalregion.

Fingerspitzen vergrößert; Kälte der Arme, Hände, Unterschenkel und Füße. Fußkrämpfe; Hitze der Hände; Schwere der Gliedmaßen; der

Füße; Jucken der Glieder; Taubheit der Hände, Finger, Beine; Unterschenkel; Schmerzen in den Gliedern, in den Gelenken; in den von Gicht befallenen Gelenken; in den Oberschenkeln, in den Knien. Stechen in den Schultern, in den Knien. Reißen in Gelenken, Armen, Ellbogen, Knien. Schweiß der Hände, Handflächen, der FÜSSE; Steifheit der Glieder; Schwellung der Hände, Unterschenkel, Knie, Füße; ödematös; Zittern der Arme, Hände, Beine; Zucken der Arme. Oberschenkel, Unterschenkel; Schwäche der Arme, der Knie.

Träume: erotisch; ängstlich; von Toten; lebhaft; Alpträume. Unruhiger Schlaf; Schläfrigkeit abends. Schlaflosigkeit; zu frühes Erwachen.

Innerer und äußerer Fieberfrost; *Schüttelfrost;* Tertianatyp; Wärme bessert nicht.

Fieber nachmittags; abwechselnd mit Frost. *Hitzewallungen.* Hektisches Fieber.

Schweiß morgens; nachts; im Bett; kalt; bei LEICHTESTER ANSTRENGUNG; bei Bewegung; profus.

Brennen der Haut; Kälte. Rote und gelbe Flecken. Trockene Haut; Ausschläge, Furunkel, Herpes, flüchtige Rötungen; schuppend. Erysipel.

Calcarea silicica

Calcarea silicica ist ein sehr tiefwirkendes Mittel. Die Symptome entstehen zu allen Tages- und Nachtzeiten: *morgens,* vormittags, nachmittags, ABENDS, NACHTS, *nach Mitternacht.* Es hat eine tiefgehende Wirkung auf Haut, Schleimhäute, Knochen und Drüsen. Abszesse, katarrhalische Absonderungen und Ulzera sind gekennzeichnet durch *dicken, grünlich-gelben Eiter.* Dicker gelblich-grüner Auswurf. Abneigung gegen frische Luft. Extreme Empfindlichkeit gegen Zug. Ein Prüfer fühlte sich besser an frischer Luft; sehr empfindlich gegen alkoholische Stimulantien und Wein. Ausgeprägte Blässe wie bei Anämie. Schwäche und Atemnot beim Treppensteigen wie bei Calc. carb. Abneigung gegen Baden und Verschlimmerung durch kaltes Baden; Verschlimmerung durch kaltes Baden besonders bei einem Prüfer, der immer gern kalt gebadet hatte. Beschwerden schlechter nach dem Frühstück. Es heilte Epitheliome und Lupus. Nach dem, was von Calcarea und Silicea her bekannt ist, müßte es ein Heilmittel bei Karies sein, wenn sich die Symptome decken. Wetterwechsel von warm nach kalt verschlechtert alle Symptome. Viele Symptome sind auch nach Koitus verschlimmert. Von Kälte allgemein, kalter Luft, Abkühlung und nach Abkühlung schlechter; schlechter durch feucht-kaltes Wetter. Er erkältet sich bei kaltem Wetter; er scheint ständig erkältet zu sein; viele innerliche Kongestionen. Kontraktion der Körperöffnungen, Krampfneigung. Es lindert die konstitutionelle Verfassung bei Epileptikern bedeutend, indem es die Anfälle abschwächt und verringert. Venenerschlaffung und Völlegefühl vielerorts. Verschlimmerung während und *nach dem Essen*. Ausgeprägte Abmagerung, besonders bei Kindern mit vererbter TBC. Schwäche, Nachtschweiße, Samenergüsse. Die leichteste Anstrengung erschöpft und verschlimmert viele Symptome. Schwäche überkommt die Patientin. Die Muskeln werden schlaff. Er fühlt sich besser bei wenig Kost oder beim Fasten; kalte Speisen, kalte Milch und Getränke verschlechtern viele Symptome. Leicht Schleimhautbluten. Hämorrhagie aus Rachen, Nase, Hals und Brust. Immer kalt; ausgeprägter Mangel an Lebenswärme. Ein fröstelnder Prüfer erwärmte sich nach der Prüfung (Heilwirkung). Starke Verschlimmerung bei Überhitzung. Schweregefühl im Körper und die Organe ziehen nach unten. Entzündungen äußerlicher und innerlicher Teile von *Knochen* und *Drüsen*. Äußerst empfindlich gegen Erschütterung an allen inneren Organen. Mattigkeit tags und nachts, schlimmer abends und nachts; muß immer liegen.

Muskeln, Sehnen und Gelenke sind schwach und leicht gezerrt; die Schwäche gleicht sehr der von Ars. alb. und China oder der, die Säfteverlusten folgt. Am besten fühlt er sich, wenn er im Bett auf dem Rücken liegt; Liegen bessert die meisten Symptome; nach dem Liegen fühlt er sich noch eine Weile wohl, aber sobald er ein wenig umhergeht, kehrt die ganze Mattigkeit wieder zurück und zwingt ihn, sich hinzulegen. Viele Symptome entstehen vor, während und nach den Menses. Alle Symptome werden schlimmer durch Bewegung. Schleimsekretionen, vermehrt und grünlich-gelb. Taubheit einzelner Teile, der Teile, auf denen man liegt und der schmerzhaften. Die große Schwäche läßt an Beschwerden nach Onanie denken. Das Blut scheint vom Körper zum Kopf aufzusteigen, begleitet von Hitzewellen.

Bohrende, brennende, SCHNEIDENDE, zuckende, drückende, *stechende, reißende* Schmerzen oder wie wund zerschlagen. Brennen an inneren Teilen. Die Organ- und Drüsenfunktion ist sehr geschwächt und verlangsamt. Langsame Verdauung, verlangsamte Darm- und Lebertätigkeit. Ausgeprägte Periodizität vieler Symptome. Beim Schwitzen unterdrückt leichter Zug oder kalte Luft den Schweiß, und er wird lahm, und die Symptome verschlechtern sich generell. Inneres und äußeres Pulsieren am ganzen Körper.

Allgemeine Empfindlichkeit; empfindlich gegen Schmerz; innerlich wund. Die Knochen sind berührungsempfindlich. Die Mittelsymptome gleichen denen nach sexuellen Exzessen. Die Schwäche und viele Symptome sind schlimmer im Stehen. Steifheit von Körper, Rücken und Gelenken bei Kälte, nach Anstrengung und Schwitzen. Entzündliche und wassersüchtige Schwellung; Schwellung der betroffenen Partien, der *Drüsen* mit Verhärtung. Berührung verschlimmert viele Teile und er fürchtet sich, berührt zu werden. Überall Zittern, Zittern der Glieder, viel Muskelzucken. Sehr nützlich, um maligne Brustdrüsenulzerationen in Schranken zu halten. Symptome schlechter durch Aufdecken. Schnelles Gehen und Gehen an frischer Luft verschlimmert ihn. Große Schwäche, besonders morgens beim Erwachen, nach leichtester Anstrengung, durch geistige Betätigung und Gehen an frischer Luft. Große nervliche Schwäche. *Er ist immer sehr müde.* Nasses Wetter provoziert all seine Leiden. Er scheint kaum durch den Winter zu kommen, so sehr sind seine Symptome verschlechtert; entsprechend besser ist er im Sommer dran.

Er ist geistesabwesend, reizbar und wird leicht geärgert, nach Ärger verschlimmert. Schlechter beim Alleinsein. Angst abends im Bett und nachts um ihre Gesundheit, schlimmer während den Menses und morgens beim Erwachen. Will vieles, ist es jedoch schon bald wieder leid; verlangt, was nicht zu haben ist; nichts gefällt ihm, sehr kritisch. Unfähig, sich beim Lesen oder Zuhören darauf zu konzentrieren. Er hat sein ganzes Selbstvertrauen verloren. Geistige *Verwirrung* morgens beim Erwachen, abends, nach dem Essen, nach *geistiger Anstrengung* und im Sitzen. Trost reizt ihn; widersprechend und ängstlich, sogar feige. Sie sitzt lange an einer Stelle und starrt ins Leere und antwortet nicht, wenn sie angesprochen wird. Passives Delirium; redet und handelt wie ein Geisteskranker; spricht mit eingebildeten Personen, die schon lange tot sind. Spricht Unsinn und dummes Zeug; spricht zusammenhängend, jedoch über unmögliche Dinge. Beantwortet Fragen jedoch richtig und geht in Murmeln über. Will aus dem Fenster springen. Denkt, ihr schon längst verstorbener Gatte sei im Nebenzimmer und grämt sich, weil sie nicht zu ihm gelassen wird; ihren lebenden Sohn ruft sie beim Namen eines längst

Verstorbenen. Murmelt unsinnige Dinge und sieht Tote. Sie geht die ganze Nacht schlaflos umher. Sie scheint tote Freunde zu sehen und mit ihnen zu reden; mit ihrem toten Sohn und ihrem toten Gatten; sie will Essen für ihren toten Gatten. Sie bildet sich ein, ihr Gatte werde verhungern, wenn sie ihn nicht findet. Viele Wahnvorstellungen über Tote; sieht Tote und Leichname; sie sieht Hunde und Bilder nachts. Furchtbare Halluzinationen; sieht eklige Personen, wenn sie halbwach ist. Phantasiegebilde: hört Stimmen und antwortet den Stimmen der Toten. Unzufrieden und *hoffnungslos;* entmutigt über ihre Krankheit, hält die Symptome ihrer Prüfung für eine unheilbare Erkrankung. Stumpfsinn; eingebildete Befürchtungen und Verdruß nach geistiger Anstrengung. Emotional, lacht oder weint leicht. Überstarke Phantasietätigkeit. Geistige Anstrengung verschlimmert alle psychischen und viele physische Symptome. Große Furcht nachts; vor Hirnerkrankung mit Kopfschmerz morgens; um Familienangelegenheiten, auch Finanzangelegenheiten; vor Arbeit oder jeglicher Anstrengung. Beschwerden durch Furcht. Er ist so vergeßlich, daß er einen gerade gesprochenen Satz nicht wiederholen kann. *Leicht erschreckt* und ständig in Eile. Viele hysterische Anzeichen, nachts starker Ideenzudrang, aber am Tage Ideenmangel. Viele Geistessymptome und sein Aussehen ist ähnlich wie bei einem, der sich dem Schwachsinn nähert. Ungeduldig mit allem und jedem. Ohne den geringsten Ehrgeiz, kein Verlangen nach körperlicher oder geistiger Arbeit und Abneigung, sich Bewegung zu machen. Unentschlossenheit. Starke Reizbarkeit morgens und abends, nach Koitus, durch Trost, bei Kopfschmerz, durch Kleinigkeiten. Klagend und jammernd. Wollüstig. Lebensüberdruß. Sehr schwaches Gedächtnis. Macht beim Sprechen Fehler; falsche Wortstellung. Wechselhafte Stimmung, mürrisch, allgemein besser, wenn beschäftigt; während der Prüfung mild und nachgiebig. Extreme geistige Prostration; ruhelos und ängstlich nachts; Traurigkeit morgens und tagsüber; Traurigkeit bei Hitze. Grundlose *Depressionen.* Abgestumpfte Sinnesfähigkeit; sehr empfindlich gegen Lärm, aber auch gegen sanfte Zurechtweisung von seiten eines Freundes. Geistessymptome schlimmer durch sexuelle Exzesse. Schreien im Schlaf. Leicht erschreckt. Aufschrecken im Schlaf. Abgestumpftheit und Selbstmordneigung; abgeneigt zu sprechen oder angesprochen zu werden, neigt dazu, schweigsam dazusitzen. Kleinmütig und schüchtern. Sie ist ihrer nicht bewußt und handelt automatisch; lebensmüde. Weinen nachts, im Schlaf; es ist ihr fast unmöglich, wegen der eingebildeten Befürchtungen und Qualen nicht in Tränen auszubrechen; sitzt und weint eine ganze Stunde lang; die Willenskraft ist fast ganz verloren; große Abneigung gegen geistige Betätigung.

Schwindel morgens beim Aufstehen, nach dem Aufstehen, abends, Tendenz nach hinten zu fallen bei Kopfschmerz; beim Nach-oben-Sehen, im Liegen, durch geistige Anstrengung, mit Brechreiz, beim Hochkommen vom Bücken, im Sitzen, beim Bücken, beim Gehen an frischer Luft.

Kälte des Kopfes, besonders am Hinterkopf und Scheitel; Kongestion nachts und beim Husten; Konstriktion der Stirn; Ausschläge auf dem Haarboden; Schorfe, Ekzeme, Pusteln; der Kopf neigt, nach vorn zu fallen; ausgeprägtes Völlegefühl im Kopf. Die Haare sträuben sich; sie fallen aus. Hitze im ganzen Kopf, schlimmer in der Stirn, abends. Schweregefühl morgens; in der Stirn. *Hydrozephalus.* Jucken des Haarbodens am Hinterkopf. Gefühl, als wäre das Gehirn in Bewegung.

Die Kopfschmerzen sind beträchtlich und treten in allen Kopfteilen auf. Schlimmer *morgens*, aber auch nachmittags und abends; dauern die ganze Nacht; schlechter durch *kalte Luft* und ZUG; Treppensteigen; Haare hochbinden; nach dem Koitus; Abkühlung; Erkältung; kaltes, feuchtes Wetter; bei Schnupfen; nach dem Essen; schlechter auch durch Überhitzung und bei Fieber, mit Hämmern; schlechter durch *Erschütterung*, durch *Licht*, muß sich hinlegen; schlechter vor und während den Menses; *geistige Anstrengung;* Bewegung im Zimmer; Bewegung des Kopfes, *Lärm.* Kommt anfallsweise. Calc. silic. heilt periodische Kopfschmerzen, die jeden Tag oder einmal pro Woche auftreten; pulsierend. Schlimmer *nach dem Schlafen*, durch Stimulantien, Bücken und schweres Auftreten sowie Erkältung. Kopfschmerz durch Augenanstrengung; durch Berührung; Gehen; Wein; Schreiben. Die Schmerzen strahlen zum Hinterkopf und Nacken aus. Wehtun tief im Gehirn mit Pulsieren bei Bewegung. Schwerer Kopfschmerz in der Stirn morgens; beständiger, dumpfer starker Kopfschmerz, besser nach dem Essen und bei Beschäftigung; schlechter durch geistige Anstrengung, *Bewegung,* Gehen und Schreiben; besser durch vollständige Ruhe. Kopfschmerz morgens beim Erwachen; schlimmer im Liegen, beim Aufstehen vom Bett, besser bei Beschäftigung, besser im Stehen und beim Gehen. Starker Stirnkopfschmerz; über den Augen, pulsierend; schlechter beim Gehen, von Bewegung, besser im Liegen, durch Wärme und Druck. Starker Hinterkopfschmerz und in den Kopfseiten, schlechter rechts. Schwere Schläfen- und Seitenschmerzen; brennender Kopfschmerz; berstender Kopfschmerz, meist am Scheitel; Schneiden im Kopf; ziehende Schmerzen in Stirn und Hinterkopf; dumpfer Schmerz im ganzen Kopf, morgens. Zucken beim Schmerz wie ein zuckender Schmerz. Drückender Schmerz in Stirn; *Hinterkopf;* seitlicher Hinterkopf, *Schläfen, Scheitel.* Nach außen drückender Stirnkopfschmerz. Schießender Schmerz im ganzen Kopf; im Hinterkopf. Die Kopfhaut ist berührungsempfindlich und das ganze Gehirn ist empfindlich gegen Bewegung und Stoß, wie zerschlagen. Stechende Schmerzen in Stirn, Hinterkopf, Seiten und Schläfen. Der Schmerz ist so heftig, daß er sich *wie betäubt fühlt.* Reißen in der *Stirn* und in der eminentia frontalis; *Hinterkopf* und Schläfen. Schwitzen des gesamten Haarbodens; *Stirnschweiß.* Pulsieren im ganzen Kopf und in der Stirn. Gefühl von Schütteln und Wogen des Gehirns. Zucken der Kopfmuskulatur.

Die Augenlider sind eitrig verklebt. Es heilte *Katarakt. Dicke,* grünlich-gelb-schleimige und eitrige Absonderungen. Schwere der Lider. Konjunktivitis mit dicker Absonderung, auch der Lider. Gestaute dunkle Venen. Jucken der Augen. Tränenfluß, im Freien, des rechten Auges bei Schnupfen. Es heilte Trübung der Hornhaut. Sehr starke Augenschmerzen, schlimmer bei Licht, vor und während Sturm, mit Rötung. Die Schmerzen sind brennend, schneidend, drückend, wie von Sand; wund, zerschlagen, stechend und *reißend.* Optikusparalyse. *Photophobie.* Pulsieren im Auge; kontrahierte Pupillen; auffällige Rötung, besonders der inneren Canthi, der Lider und Venen; Flecken auf der Hornhaut; Lidschwellung; Lidzucken. Es heilte Hornhautulzera. Die Augen sehen kränklich aus.

Farben vor den Augen, Flecken, gleitende Flecken, dunkle Farben. Blendung. Kann nicht mit den gewohnten Gläsern lesen. Meinte, blind zu werden. Weitsichtigkeit. Augenanstrengung führt zu Kopfschmerz und vielen nervösen Symptomen; Flimmern und neblige Erscheinungen vor den Augen; trübes Sehen; Funken vor den Augen.

Absonderungen aus den Ohren; stinkend, *eitrig, dick,* gelb, grünlich-gelb; stinkender, wäßriger Ausfluß; wäßrig und blutig. Flattern in den Ohren. Die Ohren sind heiß. Jucken tief in den Ohren. Ohrgeräusche: Knacken beim Kauen. Flattern in den Ohren. Summen, Klingen, Brausen, Zischen; starker, ziehender, zuckender, stechender, reißender Schmerz in den Ohren. Pulsieren mit und ohne Schmerz; innere Schwellung mit Verstopftheitsgefühl; vermehrtes Ohrschmalz; Zucken in den Ohren. Das Hören ist zunächst geschärft, später *vermindert.*

Bösartiger Nasenkatarrh, Retronasalkatarrh, der sich bei tuberkulösen

Konstitutionen auf die Stirnhöhlen ausweitet. Chronischer Husten mit Schnupfen; *Fließschnupfen* an frischer Luft, aber Patient fühlt sich besser. Calc. sil. heilte viele Fälle von Heuschnupfen. Reichliche Absonderungen morgens, nach dem Aufstehen; eiweißartig, durchscheinend. Krusten werden aus der Nase geschneuzt. Harte Krusten, wundmachend, grünlich, stinkend, *eitrig, dick, gelb* oder *gelblich-grün;* reichlicher, blutiger, dünner oder wäßriger Ausfluß. Die Nase ist innen sehr trocken. Nasenbluten, hellrotes Blut, beim Schneuzen; Jucken inseitig; Verstopfung der Nase nachts und morgens beim Aufstehen. Es ist ein sehr nützliches Mittel bei *Ozaena.* Schmerz hoch oben in der Nase, an der Nasenwurzel; Wundheit der inneren Nase; es heilte Polypen; stechende Schmerzen in der Nase. Der Geruchssinn ist zuerst geschärft, später vermindert und schließlich fehlt er ganz. Niesen, Ulzerationen; Schwellung der Nase.

Das Gesicht hat eine blasse, erdige Farbe; die Lippen sind bläulich und aufgesprungen; rotes Gesicht während Kopfschmerz; umschrieben rote Wangen; trockene Lippen. Gesichtsausschläge, Wangen, Kinn, Stirn, Lippen, auf der Nase und um den Mund. *Akne*, Furunkel, Mitesser, *Ekzeme,* Herpes, Pickel, schorfig; das Gesicht ist heiß und rot. Entzündung und Eiterung der Parotis. Gesichtsschmerz durch Kälte, besser durch *Wärme*. Gesichtsschmerzen bohrend, ziehend, stechend und reißend. Gesichts- und Kopfschweiß. Drüsenschwellung von Parotis und *Submaxillardrüsen*.

Die Schleimhäute des Mundes sind von Aphthen bedeckt, das Zahnfleisch blutet; die Zunge ist weiß belegt; der Mund ist sehr trocken, zeitweise jedoch voll Schleim; übler, gar fauliger Mundgeruch. Die Zunge ist sehr wund, reichlich Speichelfluß und erschwerte Sprache. Schwellung von Zahnfleisch und Zunge; schlechter, alkalischer, morgens bitterer, metallischer, fauliger, saurer Mundgeschmack. Geschmackssinn ist manchmal verloren. Ulzeration der Schleimhäute, der Unterlippe; der linken Seite; stechend, empfindlich, splitterartig schmerzend, sich ausdehnend, druckempfindlich; speckig; entzündete Ränder; ein kleines Geschwür erscheint auf der rechten Seite. Die Zähne werden locker und scheinen zu lang zu sein; Karies. Zahnschmerzen nachts. Die Zähne sind beim Kauen sehr empfindlich. Schmerz schlechter von kalter Luft, von etwas Kaltem im Mund; beim Essen, nach dem Schlaf, besser von äußerer Wärme und etwas Warmem im Mund. Die Schmerzen sind bohrend, grabend, ziehend, *zuckend,* durchdringend, drückend, *stechend* und reißend.

Entzündung von Hals, Rachen und Tonsillen mit Trockenheit und Röte; beständige Neigung zu räuspern, besonders morgens. Zäher Schleim im Hals; Kloßgefühl. Halsschmerz bei Abkühlung, beim Husten, beim Schlucken. Wundschmerz und Brennen; Splitterschmerz beim Schlucken. Stechender Schmerz beim Schlucken; erschwertes Schlucken. Tonsillen und Uvula sind geschwollen; Ulzerationen des Rachens. Schmerz und Schwellung der Halsdrüsen. Verhärtung der Nackendrüsen. Das Mittel heilte Kropf.

Angstgefühl im Magen. Appetit zunächst vermehrt, dann heißhungrig, später nachlassend, mit Abneigung gegen Speisen, besonders Fleisch und Milch. Einige Prüfer verlangten nach Saurem und Milch. Kältegefühl im Magen; Leeregefühl im Magen, nicht gebessert durch Essen; Senkungsgefühl in der Magengrube; Aufstoßen morgens, nach dem Essen; bitter, leer, nach dem Essen schmeckend, *sauer. Aufschwulken von Wasser. Sodbrennen.* Schluckauf. Völlegefühl nach dem Essen; Ekel vor Speisen; Brechreiz *morgens,* nachmittags, abends, nachts; beim Essen; nach dem Essen, besser nach leerem Aufstoßen, bei Kopfschmerz und beim Gehen. Magenschmerzen, abends und nachts; nach kalten Getränken, bei Husten, nach dem Essen, beim Gehen an frischer Luft. Die Schmerzen sind brennend, krampfend, *schneidend, drückend, wie zerschlagen* und stechend; drückender Schmerz abends nach dem Essen, wie von einem Gewicht. Pulsieren im Magen; Senkungsgefühl im Magen; Steingefühl im Magen; ausgeprägtes Spannungsgefühl. Durst nachmittags und *nachts; brennend; extrem;* Erbrechen morgens und nachts; beim Husten, nach Trinken, nach dem Essen, während Kopfschmerz und nach Genuß von Milch. Erbrechen von Galle, Bitterem, *schwarzem Blut, Speisen,* Schleim, Wasser.

Aufgeblähtes Abdomen nach dem Essen; Aszites, Lebervergrößerung. Flatulenz mit Rumpeln und Völle. Hartes Abdomen und harte Leber. Peritonitis. Gefühl von Bewegungen im Bauch durch Flatus. Schmerzen morgens und *nachts,* vor den Menses, im rechten Oberbauch, Leber und Leistengegend; brennend, *krampfartig,* schneidend, *drückend,* stechend, reißend, krümmend, Stechen in den Seiten und in der Leber. Auffällige Spannung im Bauch; Tympanie.

Äußerste Obstipation, Inaktivität des Rektums; *erschwerter* Stuhlgang; Lähmungsgefühl im Rektum; Konstriktion des Afters; Verstopfung mit trockenem, *hartem,* knotigem, *großkalibrigem* und weichem, *hellgefärbtem* Stuhl, der mit viel Mühe abgeht. Schmerzlose Diarrhö mit reichlichem, unverdautem, stinkendem, sogar fauligem, saurem, klebrigem, dünnem und wäßrigem Stuhl. Dysenterie; mit blutigen, spärlichen Entleerungen. Viel stinkende Flatus. Heilte Analfisteln. Jucken und Kribbeln des Anus. Hämorrhoiden treten beim Stuhlgang hervor, sind berührungsempfindlich, schlimmer beim Gehen. Bluten aus Rektum und Anus beim Stuhlgang; Jucken nach dem Stuhlgang. Nässen am Anus. Schmerz während und nach Stuhlgang, Brennen während und nach Stuhlgang. Die Schmerzen sind drückend, stechend und *reißend*. Afterschmerz; ausgeprägte Wundheit des Afters. Lähmungsgefühl im Rektum. Rektumstriktur mit Bleistiftstühlen wurde geheilt. Viel Stuhldrang; während Stuhlgang; erfolgloser Drang.

Blasentenesmus und Harnverhalten, drückender Schmerz in der Blase, Blasenkatarrh mit viel Schleim im Urin; Harndrang nachts, schlimmer durch Umherbewegen, besser im Liegen. Plötzlicher, erfolgloser Drang. Nykturie; unwillkürliches Wasserlassen nachts im Schlaf; unbefriedigende Miktion. Spärlicher Urin.

Die Prostata ist vergrößert und empfindlich, sondert bei schwergehendem Stuhl Sekret ab.

Eitrige, grünliche, gelbe Absonderungen aus der Urethra; Schneiden und Brennen beim Wasserlassen. Es heilte Harnröhrenstrikturen. Urin reichlich, später spärlich; rot, wolkig, brennend, schleimig, mit eitrigem und sandigem Sediment. Das Mittel heilte Diabetes mellitus.

Erektionen nachts ohne sexuelle Träume oder Gedanken; Ausschlag an den männlichen Genitalien, Vorhautausschläge. Es heilte Hydrozele und Hodenverhärtung. Starke Rötung der Eichel; Jucken von Skrotum und Eichel; stechender Schmerz im Penis. Faulig riechender Genitalschweiß. Schwitzen des Skrotums. *Samenergüsse.* Sexuelle Libido vermehrt, starkes sexuelles Verlangen ohne Erektionen. Hodenschwellung.

Vermehrter Sexualtrieb bei der Frau; Vulvaausschläge mit starkem Jucken. Schwere des Uterus und Prolaps. Leukorrhö, wundmachend, blutig, *reichlich,* vor und nach den Menses, milchig, weiß, eitrig, gelb oder gelblich-grün. Die Menstruation ist ätzend, hellrot, reichlich, zu früh, verlängert oder spärlich; fehlend oder unterdrückt, schmerzhaft und unregelmäßig. Blutfluß zwischen den Perioden; Schmerzen im Uterus; quälend, brennend, wehenartig und reißend; Wundheit an den Genitalien; Ulzeration an Labien, Vagina und Zervix.

Chronische Reizung der Luftwege, Larynx und Trachea; Katarrh von

Larynx und Trachea mit reichlich gelb-grünem Schleim; Rohheit in Larynx und Trachea; Larynx-TBC. Beständiges Räuspern. Kitzeln im Kehlkopf und in der Trachea. Die Atmung ist schnell, *asthmatisch*, tief, bei Husten und im Liegen erschwert; rasselnd, kurz, seufzend und erstikkend. Es ist eines unserer größten Hustenmittel bei phthitischen Kranken. Der Husten kommt *nachts*, aber auch morgens nach dem Aufstehen und abends im Bett. Husten infolge kalter Luft, feucht-kalter Luft, asthmatisch; von kalten Getränken. Trockener Husten nachts mit reichlicher morgendlicher Expektoration; Husten bei Fieber; hackend; heiser; durch Reizung von Larynx und Trachea; heiserer Husten, besonders morgens; paroxysmaler, spastischer Husten abends, der den ganzen Körper martert. Husten schlimmer im Liegen, beim Reden; ansteckender Husten morgens nach dem Erwachen. Ausruf *morgens; blutig; grünlichgelb, reichlich, stinkend, eitrig,* dick, klebrig — manchmal weiß. Es heilte Lungen- und Achselabszesse. Es hemmte kanzeröse Ulzerationen der Mammae. Es heilte hoffnungslose Fälle von Bronchialkatarrh, Brustkonstriktion, Ausschläge auf der Brust und Wundheit der Brustwarzen. Hämorrhagie der Lungen. Chronische Bronchitis und Pneumonie. Brustbeklemmung. Die Milch ist unterdrückt oder bleibt aus. Schmerz in beiden Lungen. Brustschmerz beim Husten, bei Inspiration, bei tiefem Atmen. Schmerz in den Seiten der Brust. Die Brustschmerzen sind brennend, *drückend,* wund, stechend, Rohheitsgefühl in der Brust. Stechende Schmerzen beim Einatmen, in den Seiten und in den Brustdrüsen. Herzklopfen *nachts,* nach dem Essen, durch *Anstrengung,* sogar durch leichte Bewegung. Schweiß auf der ganzen Brust. *Phthitische Kondition.* Extreme Schwäche der Brust.

Kältegefühl im Rücken, Nacken und Sakrum. Ausschlag in der Halsregion, Pickel und Pusteln, Rücken-Jucken. *Viel Schmerzen* im Rücken, besonders *nachts; während den Menses,* bei Bewegung, beim Aufstehen vom Sitzen und im Sitzen. Schmerzen in der Halsregion, an Schulterblättern und in der Wirbelsäule zwischen den Schulterblättern; in der Lumbalregion beim *Aufstehen vom Sitzen*; im Steißbein. Starker quälender Rückenschmerz, in der Lumbalregion beim Aufstehen vom Sitzen und im Kreuzbein. Ziehender Schmerz in der Lumbalregion, drückender Schmerz in der Lendengegend. Die Wirbelsäule ist an vielen Stellen berührungsempfindlich. Stechender Schmerz in der Halsgegend, über den Skapulae, Lendenregion und Sakrum. Reißender Schmerz in der Zervikalregion. *Schweiß des Rückens,* besonders des Nackens; *Steifheit, speziell des Halses. Steifes Genick.* Spannung in der Halsregion. *Schwäche des Rückens.* Schwäche der Lumbalregion.

Das Mittel paßt für Gichtknoten der Finger, Ungeschicklichkeit der Gliedmaßen, Knochenkaries, aufgesprungene Hände, chronisches Muskelzucken; Kälte aller Gliedmaßen, der Hände, Handflächen, BEINE, FÜSSE, *abends und nachts*. Sehnenkontraktionen an Händen und Fingern. Viele Hühneraugen, schmerzhaft *wund* und *stechend*. Risse an *Händen* und *Fingern*. Krämpfe in Händen, Beinen, *Waden, Füßen, Sohlen, Zehen*. Ausschläge, Bläschen, Furunkel an Armen, Bläschen an Armen und Fingern; Ausschläge an Beinen, juckend, Pickel. Furunkel an den Oberschenkeln; Nagelgeschwüre an den Fingern. Hitze der Hände, Handflächen und Füße. Schwere aller Glieder, speziell *Unterschenkel* und *Füße*. Es war sehr wirksam bei Hüftgelenksleiden; Entzündungen aller Gelenke. Intensives Jucken aller Glieder, Oberschenkel und Unterschenkel. Die Nägel wachsen zwei Jahre lang nicht; sie sind hart und brüchig. Taubheit aller Glieder; der Arme, wenn man darauf liegt; der *Hände* und *Finger*; Taubheit der Beine, Unterschenkel und Füße im Sitzen. Rheumatische und gichtische Schmerzen in den Gliedern, *Gelenken* und *Knochen, abends und nachts*. Schmerz in den Armen nachts, schlimmer durch Kälte, Bewegung und beim Halten von etwas; in den Schultern, im Oberarm, Ellbogen, Unterarm, in Fingern und Fingergelenken; Schmerz in den Beinen; am Ischiasnerv; starke Schmerzen im Hüftgelenk, als bilde sich ein Abszeß; Schmerz in Oberschenkel, Knie, Wade, Fuß, Zehen. Quälender Schmerz in allen Gliedern, mit Steifheit bei kaltem, feuchtem Wetter; in den Schultern, schlimmer bei Bewegung. Brennende Füße und Sohlen. Ziehender Schmerz im Oberarm, Unterarm, Handgelenk und Hand; im Knie und Bein. Wunder Zerschlagenheitsschmerz in Armen und Oberschenkeln. Gefühl wie verstaucht im Handgelenk und Knöchel. Stechende *Gelenkschmerzen;* in Schultern, Oberarmen. Ellbogen, Handgelenk und Fingern; in Hüfte, Knie, Wade, Knöchel, Fuß, Sohle, Ferse, Zehen, besonders der *Großzehe*. Reißender Schmerz in Schulter, Oberarm, Ellbogen, Unterarm, Handgelenk, Hand, Finger und Fingergelenken; Oberschenkel, Knie, Unterschenkeln, Wade, *Fuß,* Sohle, Zehen, besonders der Großzehe.

Lähmungsgefühl in Armen und Händen, in Beinen. Kalter Schweiß aller Glieder; *Handflächen,* Hände; *Füße; übelriechender, kalter Fußschweiß.* Steifheit aller Glieder, *Gelenke, Hände und Finger;* der Beine, Knie. Schwellung der Hände, *Knie,* Beine, *Knöchel,* Füße. Kribbeln der

Finger; Zittern der Arme, Hände, Beine; Zucken der Arme, Oberschenkel, Beine. Ulzeration an den *Beinen, Unterschenkeln.* Varikosis. Warzen an den Händen; auf dem Daumenrücken; auf dem Daumenballen; große harte Warzen. Schwäche aller Glieder, besonders der *Gelenke*; der Oberschenkel, *Knie, Beine,* Wade und Füße.

Träume von Ärger, *ängstlich,* vom Geschäft, verwirrt, erotisch, vom Tod, von Toten, von Krankheit, phantasievoll, von Feuer, furchtbar, *schrecklich,* von Mord, Alpträume, lebhaft, verdrießlich, visionär, von Kranken und Krankenpflege; sieht ein abscheuliches altes Frauengesicht. Der Schlaf ist ruhelos; Schläfrigkeit morgens, vormittags, *abends,* nach dem Mittagessen, *nach dem Essen;* Schlaflosigkeit, *vor Mitternacht;* mit Schläfrigkeit. Er ist schlaflos vom vielen Denken; einmal aufgewacht, kann er nicht wieder einschlafen; der Schlaf ist unerfrischend. Er wacht früh und häufig auf. Gähnen.

Frost morgens, vormittags und abends, an frischer Luft, in kalter Luft, sogar im Bett, nach dem Essen, äußerlich und innerlich, Schüttelfrost; Frost mit Zittern, durch Aufdecken, warmes Zimmer bessert nicht, verlangt Wärme, aber sie erleichtert nicht. Frösteln während Stuhlgang.

Fieber vormittags und nachmittags, aber hohes Fieber *abends* und *nachts;* abwechselnd mit Frost; trockene Hitze nachts im Bett; äußerliche Hitze mit Frösteln; Hitzewellen. Es war wirksam bei hektischem Fieber. Mildes Fieber *abends* und nachts. Hitze mit feuchter Haut.

Schweiß morgens und im letzten Teil der Nacht; mit großer Angst. Kalter Schweiß, meistens an den Gliedmaßen; Schweiß durch Husten, während und nach dem Essen, durch Anstrengung, durch geistige Anstrengung; durch Bewegung, durch Gehen. *Profuser* heißer Schweiß. Schweiß einzelner Teile; Schweiß während und nach Schlaf; übelriechend, sauer, Aufdecken beim Schwitzen ruft viele Symptome hervor. Wird das Schwitzen durch Aufdecken oder Zugluft unterdrückt, leidet er sehr.

Brennen der Haut nach Kratzen; die Haut ist kalt bei Berührung; die Haut an Händen und Fingern ist rissig; die Haut ist verfärbt; bläulich, Leberflecken, blaß; rot, rote Flecken, *weiße Flecken,* gelb. Trockene, brennende Haut, und unfähig zu schwitzen. Ausschläge sind beißend, *brennend, juckend,* schmerzhaft, *phagedänisch,* stechend. Furunkel, Schälen und Schuppen. *Ekzeme* und Herpes. *Trockener, juckender, krustenbildender,* stechender Herpes. Ausschläge sondern eine weiße, eiterähnliche Flüssigkeit ab. Pickel, *Pusteln,* Rötungen; *schorfige* und nach dem Kratzen *abschup-*

pende Ausschläge. Eiternde Ausschläge, knötchenförmige Urtikaria nach Kratzen. *Bläschen* vielerorts. Erysipel mit Schwellung, schlimmer durch Kratzen. Wucherungen auf der Haut; Kribbeln und Gänsehaut. Verhärtung. Intertrigo. Jucken mit und ohne Ausschlägen, juckend, beißend, brennend, kribbelnd, stechend, schlimmer nach Kratzen. Das Jucken wird durch Strahlungswärme gebessert. Das Mittel heilte Lupus. Die Haut näßt nach dem Kratzen. Sie ist sehr empfindlich, wundes Gefühl, wund, rohe Stellen, stechend und stechend nach Kratzen. Hautgeschwüre; bläuliche, brennende, krebsige, *verkrustete, tiefgehende, ätzende,* stinkende gelb-eitrige, *fistulöse, faulige, schmerzlose, verhärtete,* stechende und *schlechtheilende* Geschwüre. Warzen schmerzhaft, *hart,* entzündet, stechend, eiternd und runzelig. Es heilte Grützbeutel und andere zystische Gewächse.

Calendula officinalis

Die Prüfung von Calendula ist nahezu so wertlos, daß zur Zeit nicht erwartet werden kann, sie als Grundlage für den innerlichen Gebrauch dieses Mittels verwerten zu können. Ich konnte lediglich ein paar Dinge über das Mittel herausbekommen.

Bei Verletzungen kann Calendula nicht übergangen werden; so bei Riß-, Schnittwunden, oberflächlichen wie auch tiefen Verletzungen. Calendula-Dilution wird bei lokaler Applikation die Wunden geruchlos halten, die Eiterbildung reduzieren, die Bildung von Granulationsgewebe anregen und so auch den Chirurgen bei der Heilung oberflächlicher Wunden unterstützen. Calendula genügt allein zum Verbinden von offenen Wunden und schweren Rißwunden. Es behebt die örtlichen Schmerzen. Man kann leicht sehen, daß wir es hier nicht mit einem von innen her unterhaltenen Krankheitszustand zu tun haben, sondern mit einem äußerlichen Zustand. Es gibt nichts, was die äußeren Verletzungen so großartig heilt wie die Ringelblume. Einige werden jetzt behaupten, dies sei nicht homöopathisch, doch das sind solche, die „die Mücke seihen und das Kamel verschlucken". Falls jedoch konstitutionelle Symptome vorhanden sind, höre man mit äußeren Verbänden auf und schenke diesen seine Aufmerksamkeit. Manchmal fehlen zum Verschreiben eines

Mittels konstitutionelle Symptome; doch wenn es sie gibt, sorge man lokal für Sauberkeit, mache aber sonst nichts. Man beseitige nicht Symptome, die man zur Mittelfindung nötig hat.

Caulophyllum thalictroides

Schwäche der weiblichen Genitalorgane. Sterilität infolge dieser Schwäche der Genitalorgane oder Abort in den ersten Monaten der Schwangerschaft. Beim Gebären sind die Kontraktionen des Uterus zu schwach, um den Fetus auszutreiben, sie sind lediglich quälend. Wehenartige Schmerzen während der Menstruation mit ziehenden Schmerzen in die Oberschenkeln und Unterschenkel, sogar in Füße und Zehen. Uterusblutungen aufgrund der Untätigkeit des Uterus. Erschlaffung von Muskeln und Bändern, Schwere und sogar Prolaps. Subinvolution. Wundmachende Leukorrhö.

Die Menses treten entweder zu früh oder zu spät ein. Die Patientin ist kälteempfindlich und verlangt nach warmer Kleidung, entgegengesetzt zu Pulsatilla. Sie ist hysterisch wie Ignatia; mürrisch und furchtsam. Sie ist rheumatisch wie Cimicifuga, wobei nur die kleinen Gelenke betroffen sind. Später leidet sie unter Nachwehen, die in der Leistengegend gefühlt werden.

Rheumatische Rückensteife und eine sehr empfindliche Wirbelsäule.

Sie ist schlaflos, ruhelos und allgemein sehr reizbar. Caulophyllum hat Chorea in der Pubertät geheilt, wenn sie in Verbindung mit zu später Menses auftrat.

Cenchris contortrix

Das Bulletin No. 24 des National-Museums enthält eine genaue Beschreibung des Reptils Ancistrodon contortrix. Dr. Albert Günther, der den Artikel für die Encyclopaedia Britannica verfaßte, nannte die Mokassinschlange „Cenchris contortrix" und hält sie für eng verwandt mit der Trigonocephalus-Familie, jedoch von kleinerer Größe. Sie ist im allgemeinen in der Nähe von Wasserläufen zu finden; sie ist nahe verwandt mit der Cenchris piscivarus, die eine Wasserschlange (Kratermokassin) ist.

Die Cenchris-Familie lebt in den gemäßigten Breiten Nordamerikas, ihr Gift ist von tödlicher Wirkung.

Prüfer: No. 1 Mrs. K.   6. Potenz, nur eine Gabe
        No. 2 Dr. Mary S.   6. Potenz, nur eine Gabe
        No. 3 Dr. Eliza M. 6. Potenz, nur eine Gabe
        No. 4 J. A. T.   6. Potenz, nur eine Gabe
        No. 5 Dr. Mary S.   2. Prüfung, 10m
        No. 6 Dr. Eliza M. 2. Prüfung, 10m, eine Gabe
        No. 7 Geo W. S.   6. und 30. Potenz

GEMÜTSSYMPTOME

Verlust des Gedächtnisses. Fühlt sich wie betrunken. Angst, mit einem Gefühl, *plötzlich* sterben zu müssen[1] (8. Tag; blieb viele Tage). Die Schrecken der Träume der vergangenen Nacht scheinen sie zu verfolgen[1] (8. Tag). Sie konnte die Schrecken ihrer Träume nicht vertreiben[1] (8. Tag). Sofort nach dem Sichhinlegen nachts befiel sie am ganzen Körper, besonders am Herzen und in der Brust, eine schreckliche, abscheuliche Angst, sie rief aus: „Ich sterbe, ich sterbe!" Das ging bald in tiefen Schlaf über, der bis zum Morgen nicht unterbrochen wurde, jedoch voll von schrecklichen Träumen war. Nachmittags und abends beabsichtigt die Familie, sie in ein Irrenhaus zu bringen (dies dauerte vier Nachmittage, endete am 14. Tag der Prüfung). Mißtrauisch gegenüber jedermann. Melancholie (Verschlimmerung alter Symptome). Macht keine Anstalten, ihren Verpflichtungen, die angenehmer Art sind, nachzugehen[3]. Ärgerlich, wenn gestört[3]. Kann nicht im Bett bleiben, muß herumgehen, um ihren Geisteszustand zu erleichtern[3]. Wünscht, allein zu sein[3] (4. Tag). Nervös und reizbar[3] (14. Tag). Ertappt sich selbst, wie sie in den Raum starrt und vergißt, was die Leute ihr sagen oder daß jemand im Zimmer ist[2] (4. Tag). Unfähig, sich zu konzentrieren[2] (4. Tag, C 6 und 10m). Geistesabwesend[2] (zwei Prüfer, C 5, C 6 und 10m). *Träumerisch, geistesabwesend, steigt in die falsche Bahn, ohne zu merken, wo sie hinfährt.* Fehladdressierte Briefe[2] (13. Tag, C 6 und 10m). Sehr traurig und mutlos³ (7. Tag). „So geistesabwesend und betäubt, daß ich zitterte, geschüttelt wurde und meine Zähne bereits eine Weile klapperten, bevor ich merkte, daß ich fror"⁵ (3. Tag). Vorahnungen, traurig ohne Ursache, oft Seufzen² (21. Tag, C 6 und 10m). Weinen und sehr häufiges Seufzen, als wäre sie sehr traurig² (viele Tage, C 6 und 10m). Mangel an Entschlußkraft und Schwung, muß ihre ganzen Reserven an geistigem Willen zusammennehmen, um sich zu entschließen auszugehen⁵ (viele Tage). Peinliches Zögern, Unentschlossenheit⁵. Die Zeit vergeht zu langsam, schien sich hinzuschleppen. „Ich möchte gehen, doch ich kann mich nicht aus dem Sessel erheben und mich bewegen. Wenn ich schließlich genügend Entschlußkraft habe, gehe ich sehr plötzlich los. Habe das Gefühl, hart und lieblos zu sein"⁵. Fühlt sich hart und lieblos⁵ (8. Tag). Egoismus, Neid, leichte Gekränktheit. Vorübergehende Wutanfälle um 18 Uhr⁵ (9. Tag, 18 und 20.30 Uhr, 14. Tag 18.30 Uhr, 17. Tag). „So intensives Verlangen nach Wald, daß ich allein spazieren ging im Park"⁵ (2. Tag). Große Depression und düstere Vorahnung, gefolgt von großer Heiterkeit⁵ (9. Tag). Wechsel von entgegengesetzten Stimmungen und Gelüsten⁵ (9. Tag).

SENSORIUM

Gefühl der Betrunkenheit abends³ (2. Tag); Gefühl von Betrunkenheit, kommt gegen 16 Uhr, dauert drei Stunden, Gefühl, zu fallen; unfähig, auf gerader Linie zu gehen, geht von einer Seite des Bürgersteiges zur anderen³ (2. Tag). Die gleichen Symptome treten am 3. Tag um 16 Uhr, am 4. Tag von 16 bis 19 Uhr auf und wiederholen sich täglich vier Wochen lang. Schwindel kommt und geht; keine Anstalten, den täglichen sehr angenehmen Pflichten nachzukommen; nervös, immer müde³ (6. Tag). Schwindel; ärgerlich, wenn sie gestört wird³ (6. Tag). Muß sich jeden Nachmittag niederlegen. Ist so schwindlig³ (9. Tag). Der Schwindel ist sehr stark von 16 bis 19 Uhr³ (2. und 11. Tag). Sie fährt an der Stelle, an der sie aussteigen möchte, vorbei³. Ihr Geist ist für 10 Minuten völlig leer, doch der Umgebung fällt nichts auf. Fühlt sich wie im Traum² (6. Tag). *Ohnmachtsanfälle.*

INNERER KOPF

Völlegefühl über den ganzen Kopf¹. (18. Tag). Dumpfer, weher Stirnkopfschmerz, der schließlich die Stirn verläßt und zum Hinterkopf ausstrahlt¹ (1. Tag). Gefühl, als ströme das Blut des ganzen Körpers zum

Kopf[1] (8. Tag). Heftige Kopfschmerzen in beiden Schläfen vormittags; konnte keine Wärme im Zimmer vertragen; die Lippen sind trocken und wie Pergament[1] (13. Tag). Kopfschmerz in den beiden Schläfen, beim Aufstehen, verschwindet nach dem Frühstück[3] (4. Tag). Schläfenschmerz; verschwindet nach dem Essen[3]. Nicht definierter Kopfschmerz mit Abscheu gegen Essen[3]. Schmerzen in Stirnhöhlen, Nase und Rachen wie bei starker Erkältung, aber ohne Schleimabsonderung[2] (4. Tag). Dumpfer Hinterkopfschmerz (4. Tag). Dumpfes Wehtun in der Eminentia frontalis[2] (4. und 8. Tag). Dumpfer Schmerz in der Eminentia frontalis links (7. Tag). Starker Kopfschmerz, beginnt am linken Stirnhöcker und breitet sich nach unten links zu den Zähnen, dann zum rechten Stirnhöcker, von dort zu den rechten Zähnen aus[5] (16. Tag). Starker Schmerz über dem linken Auge[5] (9. Tag). Dumpfer Stirnkopfschmerz während den Menses[2] (23. Tag). Dumpfes Pochen im Scheitel[2] (18., 19. und 20. Tag).

ÄUSSERER KOPF

Wundes Gefühl der Kopfhaut, nachdem der Kopfschmerz vergangen ist[1] (2. Tag). Jucken des Haarbodens, besser durch Kratzen[2] (1., 6. Tag, C 6 und 10m). Vorübergehendes Prickeln der Kopfhaut, wie von einem leichten elektrischen Strom[5] (4. Tag). Ein großer, trockener und schorfiger Pickel von der Form eines langen, schmalen Ovals[5] (12. Tag).

AUGEN UND SEHEN

Augenschmerz mit Trübsichtigkeit[3]. Tränenfluß vom linken Auge, rote Lidränder links[2] (7. Tag). Zucken im linken Lid[2] (17. Tag). Dumpfer Schmerz in den Augen mit Schwächegefühl[5] (16. Tag). Jucken, zuerst links, dann auch rechts[1] (17. Tag). Lidränder rot, besonders nachts[5] (viele Tage).

OHREN UND GEHÖR

Ohrjucken nachts[3] (ein altes Symptom, das sie ein Jahr lang nicht gehabt hatte; 5. Tag). Ohrjucken während des Tages[3] (7. Tag). Brennen des linken Ohres[2] (1. und 7. Tag; viele Tage; C 6 und 10m). Dumpfer Schmerz im linken und um das linke Ohr[5] (6. Tag).

NASE UND RIECHEN

Widerlicher Geruch in der Nase (1. Tag). Reichlicher, dünner und wäßriger Schleimfluß². Reichliches Fließen. Schnupfen. Kalte Nase² (einige Tage), kalte Nase² (6. Tag, 19 Uhr). Wehtun in Rachen und Nase, Kitzel in der Nase, als wenn Schnupfen fließt, doch beim Schneuzen kommt kaum etwas² (5. und 6. Tag). Wehtun der linken Nasenseite, wie im Nasenknochen, mit dumpfen Kopfschmerzen² (7. Tag). Gelegentliches Niesen, wobei sich die Augen mit Wasser füllen² (6. und 8. Tag). Niesen morgens beim Erwachen² (7. Tag; C 6 und 10m; viele Tage lang). Kitzeln vom linken Nasenloch zum linken Auge (Tränenkanal); geringe Absonderung von Wasser aus dem linken Auge mit Schwächegefühl im Auge² (6. Tag). Brennen wie von Pfeffer in der Nase² (7. Tag). Nasenlöcher wund, schlimmer links² (7. Tag). Absonderung gelben Schleims, manchmal tingiert mit Blut² (7. und 9. Tag). Schleimabsonderung aus der Nase variierend von sahnig-gelb bis bernsteinfarben, blutdurchsetzt² (8. Tag). Kann nicht durch die Nase atmen² (8. Tag — C 6 und 10m; viele Tage lang). Schorfe in der Nase während vieler Tage² (10. Tag; C 6 und 10m). Trockener Schleim in der Nase, kann nicht durch die Nase atmen² (13. Tag). Leichtes Kitzeln im linken Nasenloch⁵ (4. Tag).

GESICHT

Hitzewellen über Gesicht und Kopf¹ (1. Tag). Gedunsenes Gesicht wie betrunken¹ (9. Tag). Gedunsenheit oberhalb und unterhalb der Augen¹ (9. Tag). *Berauschter Gesichtsausdruck.* Fleckige Haut; purpurfarbenes, dunkelrotes Gesicht. Trockene, pergamentartige Lippen abends, mit Fieber, das um 15 Uhr anfing¹ (10. Tag). Schwellung oberhalb der Augen, unter der Braue¹ wie bei Kalium carbonicum (12. Tag). Sie kann den Wassersack, der ihr Oberlid ausfüllt, sehen¹ (12. Tag). Sackartige Schwellung unter den Augen⁵ (viele Tage). Blässe während der ganzen Prüfung³. Blutwallung und Brennen des Gesichts² (1. Tag). Starkes Gesichtsbrennen, schlimmer nachts² (6. und 7. Tag). Die Wangen werden um 14 Uhr rot und heiß; das steigert sich noch, bis sie um 22 Uhr einschläft; sie werden dunkelrot wie bei Erysipel² (9. Tag). Leidvoller Ausdruck² (12. Tag). Brennen des Gesichts um 14 Uhr² (16. Tag). Das Brennen beginnt an der linken Wange und am linken Ohr und breitet sich auf die rechte Wange um 18.30 Uhr aus⁵ (2. Tag). Blaue Ringe unter den Augen⁵ während der gesamten Prüfung. Fahles Gesicht⁵. Sehr kleine rote Pickel in Häufchen zwischen Augen und Oberlippe⁵ (15. Tag). Einige winzige Pickel auf der Nasenspitze⁵ (16. Tag). Kribbeln in der linken Backe wie das Krabbeln einer Fliege, auch am Nasenseptum[7] (8. Tag).

UNTERER GESICHTSABSCHNITT
Aufgesprungene und heiße Lippen; die Gesichtshaut ist rissig, fürchtet sie zu waschen[2] (18. Tag; C 6 und 10m).

ZÄHNE UND ZAHNFLEISCH
Schmerzen in den Kiefern abends und nach dem Schlafengehen nachts, die bis nach Mitternacht andauern[1] (12. Tag). Zahnschmerz durch heiße oder kalte Getränke[5] (12. Tag). Die Zähne scheinen kantig-scharf; sie merkt, daß sie Zähne hat[5] (12. Tag). Dumpfer Schmerz der rechten oberen Zähne beim Essen[5] (19. Tag).

GESCHMACK, SPRACHE UND ZUNGE
Die Zunge ist trocken. Bitterer Geschmack morgens beim Erwachen. Kupfergeschmack[2] (14. Tag). Trockene Zunge[7] (14. Tag — 30. Potenz).

MUND
Der Mund ist abends trocken[1]. Speichelfluß vermehrt[2] (7. und 8. Tag). Speichel profus[2] (8. Tag). Profuser Speichelfluß, läuft im Schlaf aus dem Mund auf das Kissen[7] (4. Tag — C 30).

RACHEN UND GAUMEN
Beständiges Hochräuspern von dickem, zähem, fadenziehendem, schwierig auszuwerfendem Schleim[1,5] (1. Tag). Rachen voll von Schleim, dick und gelb, leicht mit Blut aus den Choanen durchzogen, morgens beim Erwachen[2] (6. Tag). Im Laufe des Morgens zweimal durchsichtiger dicker Schleim, wie Gelatine mit bläulichem Anflug, nicht zäh, leicht löslich[2] (6. Tag). Halsweh, Schluckschmerz beim Leerschlukken, Schlucken von Wasser ist schmerzlos. Der ganze Rachen schmerzt, nach einer Stunde lokalisiert sich der Schmerz auf die linke Seite (Mandel und Nackenmuskeln), verging am nächsten Morgen[1] (11. Tag). Der Rachen ist kratzig, warme Getränke sind wohltuend[2] (4., 22. und 26. Tag — C 6 und 10m). Rechte Rachenseite rot und geschwollen[2] (6. und 7. Tag). Der Rachen ist voll von gelbem Schleim, mit Bluttropfen darin[2] (8. Tag). Der Rachen wird durch das angestrengte Räuspern in

Mitleidenschaft gezogen[2] (6. Tag). Leichtes Prickeln im Hals beim Leerschlucken, jedoch keine Schmerzen beim Schlucken von flüssigen oder festen Speisen[2] (6. Tag). Roheit des Rachens mit vermehrtem Speichel, den sie schluckt[2] (7. Tag). Rachen *voll* von Schleim, gelb, mit deutlich gezeichneten Gefäßen auf Zäpfchen und Rachen[2] (7. Tag). Rechte Seite des Pharynx, hinter dem hinteren Gaumenbogen, geschwollen und dunkelrot, mit stechendem Schmerz[2] (7. Tag). Der Halsschmerz, fühlt sich voll an, muß oft schlucken um zu atmen[2] (8. Tag). Quälender Schmerz in der rechten Seite des Rachens[2] (8. Tag). Ständiges Schlucken[2] (9. Tag). Der Schleim ist schwer hochzubringen, bekommt keine Luft und würgt beim Versuch, ihn herauszubekommen[2] (9. Tag). Tuba Eustachii voll Schleim[2] (9. Tag). Mußte eine halbe Stunde lang räuspern, um den Schleim aus dem Hals zu bekommen und um einschlafen zu können. Schleim ist *dick, zäh* und gelb[2] (9. Tag). Halsschmerz beim Leerschlucken, jedoch nicht beim Schlucken von Festem oder Flüssigkeiten[2] (11. Tag).

APPETIT, DURST, VERLANGEN UND ABNEIGUNGEN

Intensiver Durst nach kaltem Wasser abends. Jeden Abend, während der gesamten Prüfung[1]. Starker Durst abends mit trockenem Mund[1]. Mag nichts von dem, was ihr an Speisen vorgesetzt wird und hat an allem etwas auszusetzen[3] (5. Tag). Beim Frühstück auf nichts Appetit[3] (7. Tag). Heftiges Verlangen nach gesalzenem Speck (7. Tag). Ekel vor Speisen beim Frühstück[3] (9. Tag). Kein Appetit[7].

SCHLUCKAUF, AUFSTOSSEN, NAUSEA UND ERBRECHEN

Aufstoßen von geschmacklosem Gas kurz nach dem Essen[2] (3. und 6. Tag). Erbrechen einer weißen, haferbreiartigen Masse, mit Schleim und unverdauten Speiseresten[5] (2. Tag). Übelkeit > durch Eis; Wasser macht Brechreiz[6] (2. Tag).

MAGEN

Vorübergehendes Pochen im Magen[5] (6. Tag). Akutes Krampfgefühl->durch Aufstoßen.

HYPOCHONDRIUM

Schmerzen in den Ansatzstellen des Zwerchfells rechts[2] (3. Tag). Husten wird in den Ansatzstellen des Zwerchfells gespürt[2]. Schmerz rund um die Taille, an den Ansatzstellen des Zwerchfells. Gefühl, wie wenn ein Strick um die Hüften gebunden wäre[2]. Schmerz an den Ansatzstellen des Zwerchfells beim Lachen[5] (9. Tag). Starker Schmerz an den Ansatzstellen des Zwerchfells, beide Seiten, <durch tiefes Atmen[5] (11. Tag). Gefühl einer Flasche mit Wasser im linken Hypochondrium, die beim Fahren auf- und niedergeschüttelt wird[7] (13. Tag).

ABDOMEN

Dumpfer Schmerz an zwei Stellen, direkt über dem Schambogen, um 10 Uhr, vergeht nach zwei Stunden[3] (2. und 3. Tag). Gefühl, als wäre der Bauch unterhalb des Nabels nicht genügend entfaltet, morgens beim Erwachen (2. Tag). *Kann keinen Gürtel umhaben während fast der gesamten Prüfung*[2]. Dumpfer Schmerz im unteren Abdomen[2] (12. Tag, C 6 und 10m). Dumpfer Bauchschmerz beim Husten[2] (14. Tag). Flüchtiger Schmerz in einem Punkt genau über dem Nabel[5] (11. Tag). Gefühl eines harten Klumpens in der linken Seite. Aufblähung nach geringer Nahrungsaufnahme, mit Diarrhö[7]. Ziemlich viel Rumpeln in den Därmen, besonders links[7] (11. Tag). Scharfer, schneidender Schmerz während des Frühstücks, im linken Hypochondrium von oben nach unten; tiefer Schmerz, benimmt den Atem, dauert aber nur kurz[7] (2. Tag — C 30).

STUHL, ANUS UND REKTUM

Jucken und Wundheit des Afters[1] (13. Tag). Wundheit des Afters[5] (20. Tag). Hämorrhoiden, die jucken und wund sind[1] (13. Tag). Stuhldrang, der vergeht, ehe man die Toilette erreicht hat[2] (3. Tag). Erfolgloser Stuhldrang, Anstrengung, bis das Rektum vorzufallen scheint, jedoch kein Stuhl[5] (3. Tag). Morgens Erwachen mit Afterjucken[5] (13. Tag). Diarrhö mit Tenesmus[5] (35. Tag). Morgens beim Erwachen muß sie zur Toilette eilen; wäßriger Stuhl, dunkel, mit kaffeesatzähnlichem schwarzem Sediment; intermittierend, muß lange sitzen bleiben, wobei alle 1—2 Minuten ein wenig Stuhl abgeht[6] (2. und 40. Tag). Der Stuhl ist kleiebreiartig und von gleicher Konsistenz[7] (10. Tag). Stuhl gußweise und häufig wäßrig mit dunklem Sediment, zuerst schmerzlos; nach einigen Stunden große Schmerzen vor dem Stuhlgang[6] (20., 21. und 22. Tag). Flatus am Ende des Stuhlgangs. Schmerzloser und unwillkürlicher Stuhlabgang beim Abgang von Flatus. Beschmutzt das Bett zweimal im Schlaf[7] (10. Tag). Hatte einige durchfällige Stühle nachts, reichlich, grau, nicht schwächend. Mehrmals reichlicher Stuhlabgang mit sprudelnden Flatus, mit Blähung des Abdomens nach der geringsten Nahrungsaufnahme. Dabei Verlangen nach einem warmen Raum[7] (14. Tag). Mehrere, nicht so häufige Stühle; heute schwach, ziemlich viel Rumpeln im Bauch linksseitig. Profuse Stühle, sie scheinen den Darm zu entleeren, er ist jedoch rasch wieder voll. Gefühl, als seien die Därme mit Wasser gefüllt (Crot-t.). Der Stuhl ist schaumig, läßt Luftblasen steigen wie Hefe[7] (16. Tag).

HARNORGANE

Verliert Urin beim Husten[3]. Abends, kurz nach dem Zubettgehen, Verlangen zu urinieren; muß aufstehen und lange pressen, bis ein paar Tropfen kommen[5] (viele Tage). Bei geistiger Arbeit häufiges Verlangen, zu urinieren, wobei große Mengen farblosen Urins abgehen[6] (einige Tage).

MÄNNLICHE GENITALIEN

Starkes sexuelles Verlangen[4]. Kein sexuelles Verlangen (ungewöhnlich) seit Beginn der Prüfung[7] (10. Tag).

WEIBLICHE GENITALIEN

Gelbe Leukorrhö; nie vorher gehabt[1] (11. Tag). Während der gesamten Prüfung weiße Leukorrhö, nur während Stuhlgang[6]. Starkes sexuelles Verlangen bei einer Witwe, die schon lange davon frei gewesen war. Schmerz im rechten Ovar[3]. Herpetischer Ausschlag an den großen Labien[3]. Dumpfer Schmerz im Kreuz und in der Sakralregion nachts bei den Menses[2] (23. Tag). Wundheit am Steißbein und in der Glutaealmuskulatur, Wehtun im Abdomen nachts, während den Menses[2] (23. Tag). Menstrualfluß sehr profus, hellrot, mit dunklen Klumpen (23. Tag). Menses zwei Wochen zu spät[5], altes Symptom[1] (3. Tag). Kreuzschmerz während den Menses, beim Aufsitzen, muß liegen. Leicht zu Tränen gerührt. Pochen um den Nabel[5] (13. Tag). Scharfer, schießender Schmerz im linken Ovar bei Bewegung[5] (3. Tag). Schmerz im linken Ovar während den Menses[5] (10. und 38. Tag). Krampfartige Schmerzen im Uterus bei jeder Menstruation, während 4 Monaten[6]. Wehenartige Schmerzen im Uterus während den Menses.

STIMME UND LARYNX

Leichte Heiserkeit, schlimmer nachts[2] (26. und 30. Tag — C 6 und 10m). Heiserkeit[2] (8. Tag).

ATMUNG

Erstickungsgefühl abends, nach dem Sichhinlegen[1] (7. Tag). Dyspnoe, als ob sie vor Angst stürbe[1] (7. Tag). Hört beim Einschlafen auf zu atmen[1] (8. Tag). Sie wurde vom Schlaf abgehalten, indem sie an die Träume der vergangenen Nacht dachte[1] (8. Tag). Nach dem Sichhinlegen überkommt sie ein erstickendes Gefühl mit Angst in der Brust, als ob sie sterben würde, schlimmer beim ersten Sichhinlegen. Sie muß mit zurückgebeugtem Kopf liegen, da sie sonst erstickt[1] (9. Tag). Dyspnoe beim Sichhinlegen und der Gedanke an Schlaf bringt große Angst mit sich[1] (12. Tag). *Häufiges Seufzen*[2] (8. Tag). Unmöglich, durch die Nase zu atmen, sehr schwer, durch den Mund zu atmen, wegen Schleim im Rachen[2] (9. Tag). Große Atemnot nachts, sie muß nach Luft schnappen und um Atem ringen[2] (9. Tag).

HUSTEN UND AUSWURF

Trockener und hackender Husten, tritt um 15 Uhr auf und dauert den Abend hindurch an[3]. Hustenreiz in der Magengrube[3]. Wundheit im Abdomen beim Husten[3]. Husten tritt beim schnellen Gehen oder Treppensteigen auf[3]. Hustet nur im Haus[3]. Nächtliches Husten nach dem Zubettgehen (7. Tag). Husten ruft ein Gefühl der Hilflosigkeit hervor[2] (7. Tag). Erschütternder Husten mit Tränenfluß aus dem linken Auge[2] (7. Tag). Nur zweimal Husten, fühlt sich deswegen schon ganz besorgt; bei jedem Husten befällt sie ein Gefühl der Hoffnungslosigkeit[2] (7. Tag).

Dunkler, blutiger Auswurf; auch hellrotes Blut scheint aus der Kehle zu kommen[2] (12. Tag). Husten scheint vom Zwerchfell her zu kommen und ruft hier eine starke Kontraktion hervor. Zu anderen Zeiten verursacht er Zusammenziehen am Nabel[2]. Schaumig-weißer Auswurf und alle Arten von gelbem morgens[2] (14. Tag). Lockerer Husten morgens mit schaumigem Sputum[2]. Erschütternder Husten nachts[2] (18. und 19. Tag). Trockener kurzer Husten um 16 Uhr mit beständigem Hustenreiz, dauert bis 22 Uhr. Sehr harter, trockener und häufiger Husten[2] (14. Tag). Erschütternder, trockener Zwangshusten, erschüttert die Brustwand, kann nicht unterdrückt werden, viele Tage andauernd[2] (16. Tag). Auswurf weißen Schleims mit metallischem Geschmack[2] (18. Tag). Husten nur abends[2] (20. Tag). Heiserer, anfallsweiser Husten mit weißlicher Expektoration[2] (21. Tag).

LUNGEN
Vorübergehender starker Schmerz in den unteren Lungenlappen; mit Angst, tief einzuatmen, wegen des Schmerzes[5] (9. Tag).

HERZ UND BRUST
Angst in der Herzregion abends nach dem Sichhinlegen[1] (7. Tag); Angst in der Herzgegend mit Herzklopfen[1] (8. Tag). Angst in der Brust, als stürbe sie, schlimmer beim Sichhinlegen; muß mit zurückgebeugtem Kopf liegen, weil sie sonst erstickt[1] (9. Tag). Gefühl, als wäre die ganze Brust gebläht und das Herz sehr wund[1] (9. Tag). Gefühl, als wäre das Herz ausgedehnt oder angeschwollen und füllte die Brust aus[1] (viele Tage). Angst in der Herzgegend während der ganzen Nacht[1] (9. Tag). Äußerst starkes Gewahrwerden des Herzens (am stärksten am 12. Tag, dauert viele Tage). Puls 120 abends[1]. Puls 105 abends[1]. Um 15 Uhr Gefühl von Herzflattern, gefolgt von einem Empfinden, als wenn das Herz ins Abdomen falle; dann wurde der Puls schwach, mit Hitze bis nach Mitternacht[1] (10. Tag). Um 23 Uhr plötzlich scharfes Herzstechen, gefolgt von einem dumpfen Schmerz, der langsam abklingt[2] (1. Tag). Pulsieren oder Flattern unterhalb des linken Schulterblatts[2] (2. Tag). Plötzliches starkes Stechen in der Herzspitze, schlimmer abends[2] (3. Tag). Schmerz durch die Zwerchfellansätze, gerade unterhalb der Herzspitze. Schmerz in derselben Gegend rechts; starkes Wehtun, schlimmer durch tiefes Einatmen[2] (3. Tag). Scharfe Herzstiche[2] (dauern die Prüfung hindurch, 4 Wochen). Dumpfer Schmerz in der Herzgegend um 22 Uhr (7. Tag). Ziehender Schmerz in der rechten Brust, unter der Mamma, beim Sichhinlegen nachts (drei Nächte); läßt ihn die Hand auf die schmerzende Stelle legen; > durch Liegen auf der rechten und < durch Liegen auf der linken Seite[4]. Scharfe Stiche in der rechten Brust[2] (7. Tag). Dumpfer Herzspitzenschmerz, vorübergehend[5] (2., 4., 9. und 17. Tag). Starker Herzschmerz um 22.30 Uhr (10. Tag). Scharfer, schießender Schmerz unter der rechten Brust[5] (13. und 16. Tag).

BRUST, AUSSENSEITE
Starkes, dumpfes Wehtun quer durch die Brust, in beide Achselhöhlen ausstrahlend, < durch Druck; Bewegung der Hand zur entgegengesetzten Schulter macht Schmerzen in der Brustmuskulatur[2] (6. Tag). Vorübergehendes Gefühl von Druck über dem unteren Sternum[5] (12. Tag).

NACKEN UND RÜCKEN

Tagsüber Konstriktion in der Nackengegend, die Kleidung stört sie, erstickendes Gefühl[1] (8. Tag). Wundschmerz unter dem linken Schulterblatt, > durch Reiben[1] (viele Tage anhaltend). Vorübergehend lähmende Stiche im Nacken[2] (4. Tag). Pochen unter dem Schulterblatt, dumpfes Wehtun im Nacken[2] (13. Tag). Vorübergehender dumpfer Schmerz im Nacken[2] (18. Tag). Dumpfes Wehtun im Nacken[2] (21. Tag). Vorübergehendes Wehtun im Sakrum[2] (5. Tag). Klopfen im Gesäß[2] (21. Tag). Wundheit in Steißbein und Glutaealmuskulatur im Sitzen[2] (21. Tag). Erwachte mit Pochen in Vulva und Anus, gefolgt von einem dumpfen Wehtun in der Sakralregion, besser durch Umhergehen (12. Tag). Pulsierende Karotiden beim Sichhinlegen[5] (12. Tag). Erwachte nachts mit Schmerz in der Gegend der linken Niere, schlimmer beim Liegen auf der linken Seite, besser durch Drehen auf die rechte Seite und Anziehen der Beine[7] (3. Tag).

OBERE EXTREMITÄTEN

Vorübergehendes Wehtun in der Mitte des rechten Unterarms, am Radius[2] (3. Tag). Hitze der Handflächen abends[2] (3. Tag). Hände abwechslungsweise eine Minute heiß und trocken, dann kalt, dann schwitzende Handteller[5] (3. Tag). Dumpfer Schmerz im Mittelhandknochen des Daumens[5] (4. Tag). Dumpfer Schmerz im Wulst des rechten und linken Daumens[5] (12. Tag). Dumpfer Schmerz in der linken Handfläche[5] (21. Tag). Jucken der linken Handfläche[5] (17. Tag). Kalte Luft läßt die Hände rot aussehen und als würde durch rote Pünktchen Blut austreten. Im Hause sehen die Hände nur rauh aus[5] (20. Tag).

UNTERE EXTREMITÄTEN

Fußschmerz morgens[3] (7. Tag). Scharfes Jucken der dritten Zehe[3] (5. Tag, altes Symptom). Erwachte mit dumpfen Schmerzen der vier Außenzehen des rechten Fußes, die beim Gehen oder Bewegen scharf werden und nach heißem Baden langsam wieder verschwinden[2] (19. Tag). Will die Füße hochnehmen; unbewußtes Kreuzen der Beine[5] während der Prüfung. Profuser Fußschweiß, kann die Stümpfe fast auswinden, weder scharf noch stinkend[5] (12. Tag). Das Hühnerauge brennt und sticht, so daß man nicht den gewohnten Schuh tragen kann; < bei feuchtem Wetter[5] (21. und einige Tage anschließend).

EXTREMITÄTEN IM ALLGEMEINEN

Hände und Füße werden schon früh bei der Prüfung taub[2]. Kleine variköse Venen[5].

NERVEN

Extrem ruhelos nachts; gezwungen, sich ständig zu bewegen[1] (Rhus tox., 11. Tag). Kann nicht im Bett bleiben, muß umhergehen, um sich zu entspannen, und doch hat sie keine geistigen Beschwerden[3] (6. Tag). Ruhelos nach Stuhlgang[7] (11. Tag). Hysterische Ohnmacht um 19.30 Uhr[3] (ein altes Symptom, 11. Tag). Ohnmacht aus Nervosität[6] (30. Tag).

SCHLAF UND TRÄUME

Ungewöhnlich gesunder Schlaf die ganze Nacht[1] (7. Tag). Die Nacht war voll von schrecklichen Träumen von Betrunkenen, Toten, Nackten, Räubern, unsittlichem Benehmen von Frauen und Männern[1] (7. Tag). Beim Nachmittagsschlaf stockt der Atem, und sie erwacht mit Ersticken[1] (8. Tag). Schlaflos bis 3 Uhr[1] (9. Tag). Schlaflos mit furchtbarer Angst und dem Gefühl, sterben zu müssen[1] (viele Nächte). Schlaflos bis 3 Uhr mit Angst. Schlaflos bis 1 Uhr (10. Tag); schlaflos vor Mitternacht[1] (11. Tag). Ruhelos die ganze Nacht, konnte nicht lange genug bis zum Einschlafen auf einer Stelle liegen[1] (12. Tag). Träume, mit Vieh auf dem Feld zu wandern; mit Furcht, verletzt zu werden[3] (3. Tag). Träume, daß männliche Tiere ihr auf dem Feld folgen, um sie zu verletzen[3] (6. Tag). Schlaflos bis Mitternacht[3]. Träumt von sich paarenden Tieren (2. Prüfer). *Träume von Vergewaltigung* (bestätigt). Schläft spät ein; wollüstige Träume[3] (8. Tag). Schlaflose Nacht; Tierträume; wollüstige Träume[3] (9. Tag). Träume von einer männlichen und weiblichen Schildkröte. Nach diesen Tierträumen schlaflos[3] (13. Tag). Träume vom Wandern; von Nackten; von wilden Tieren, die sie verfolgen[3] (14. Tag). Lebhafte Träume in der ersten Nacht[2]. Lebhafte, schreckliche Träume; vom Sezieren toter und lebender Personen; von Maschinen gefährdet zu sein; erwachte mit dem Gefühl, als wäre die Nabelgegend nicht recht entfaltet (Konstriktion)[2] (2. Tag). Träume verwirrt[3] (3. Tag). Schläfrig im Dunkeln[2] (4. Tag). Schreckliche Träume; von einem Toten; sieht tote Kinder[2] (5. Tag). Sehr schläfrig um 21 Uhr, kann kaum die Augen aufhalten, wenn die Leute mit ihr sprechen[2] (6. und 17. Tag). Träume lebhaft und erfreulich[2] (13. Tag). Träume lebhaft und phantastisch[2] (6. Tag). Träume lebhaft[5] (6., 7. und 8. Tag). Träumte, alle oberen Schneidezähne wären gezogen[7] (8. Tag). Träumte jede Nacht von Schlangen, sie waren eingerollt und bereit, zuzustoßen, wurde von einer Schlange in die linke Hand gebissen, und die Hand schwoll an, der Puls stieg auf 160[7] (9. Tag). Kalt im Bett; nicht wenn sie Kleider anhatte (10. Tag). Kälte des Körpers, besonders der Gesäßbacken, früh im Bett 8.30 Uhr[7] (10. Tag). Schläfrig um 11 Uhr, machte ein Nickerchen. Beißendes Gefühl in der linken Schläfe beim Erwachen[7] (3. Tag — C 30). Schläft die ganze Nacht auf der linken Seite ohne sich zu rühren. Plant in Träumen, die Stadt oder irgendein Gebäude anzustecken[7] (4. Tag, 30 Potenz). Die Zunge ist trocken; es läuft Speichel im Schlaf aufs Kissen (ungewöhnlich); immer kalter Körper im Bett, seit Beginn der Prüfung[7] (5. Tag — C 30).

ZEITEN

Erstickungsgefühl nach dem Sichhinlegen abends[1] (7. Tag). Um 15 Uhr treten die meisten Symptome auf; Frost, Fieber, Durst, trockener Mund, Konstriktion des Nackens. Die meisten Symptome sind morgens besser. Müde um 10 Uhr, möchte sich hinlegen. Während des Frühstücks schneidender Schmerz im linken Hypochondrium. Um 11 Uhr schläfrig, macht dann ein Nickerchen.

FROST, FIEBER UND SCHWEISS

Frost um 15 Uhr, eiskalte Hände und Füße[1]. Hitzewellen zu Gesicht und Kopf (1. Tag). Fieber um 15 Uhr, bis Mitternacht[1]. Fieber, nachmittags und abends. Um 15 Uhr trockener Mund, trockene Lippen, der Mund fühlt sich wie Pergament an, intensiver Durst, Puls 105. Ersticken, Gefühl, die Brust sei angeschoppt, was zu Zusammenschnüren und Atemnot führt[1] (10. Tag). Erhebliches Frösteln[3] (10. Tag). Frost den ganzen Morgen[3] (12. Tag). Sehr frostig; Schauder gehen alle Minuten über den ganzen Körper, fehlen aber von 21 bis 22 Uhr[2] (5. Tag). Der Körper scheint erhitzt, aber Kontakt mit kalten Gegenständen ruft Frost hervor und wird unangenehm empfunden[2] (7. Tag). Fröstelig nachts[2] (8. Tag). Fühlt Hitzewallungen über den ganzen Körper[2] (9. Tag). Gesicht und Hände nachmittags fiebrig[2] (12. Tag). Um 22 Uhr Frostkälte in Rücken und Brust, Gesicht und Hände noch brennend[2] (12. Tag). Fühlte sich etwa eine halbe Stunde sehr kalt und konnte, obwohl warm eingehüllt, nicht warm werden[2] (12. Tag). Ging um

23 Uhr zu Bett, fühlte sich noch fiebrig[2] (12. Tag). Erwachte um 5 Uhr noch mit Fiebergefühl[2] (13. Tag). Um 22 Uhr Hände heiß und trocken, Nase kalt[2] (14. Tag). Geneigt, den ganzen Tag zu frösteln, noch mehr nachts, muß warm eingehüllt bleiben, sogar wenn er sich fiebrig fühlt[2] (14. Tag). Frostig um 11 Uhr[2] (16. Tag). Fröstelnd, geschüttelt und zitternd vor Kälte nachts im Bett[2] (16. Tag). Schaudern abends und nachts, im Bett, obwohl er (22 Uhr) mit Decken beladen ist[2] (17. Tag). Empfindlich gegen Luftzug[2]. Hitze und Fröstelgefühle wechseln sich von 18 bis 22 Uhr ab[5] (8. und 9. Tag). Frostig, doch das Gesicht brennt[5] (10. Tag). Frostig; dennoch gibt Hitze ihr einen dumpfen Kopfschmerz und ein erstickendes Gefühl[5] (12. Tag). Fieber, das an der linken Gesichtshälfte beginnt und dann über den ganzen Körper ausstrahlt, etwa 16 Uhr[6] (2., 3., 4., 16., 17. Tag). Frost von 9 bis 11 Uhr, schlechter von der geringsten Bewegung, sogar beim Bewegen eines Fingers[6] (2., 3., 4., 16. und 17. Tag).

EMPFINDUNGEN

Gefühl von Wärme in der Leberregion[5] (viele Tage). Empfindung von Flattern und Schlagen oder Pochen auf einer kleinen Stelle an der Außenseite des rechten Oberschenkels nahe seiner Mitte, das um 17 Uhr begann. Um 18 und 19 Uhr das gleiche Gefühl unter der rechten Brust, abwechselnd mit der Empfindung am rechten Oberschenkel. Als nächstes tritt sie im linken Hypochondrium, dann in der Magengrube und schließlich im rechten Knöchel auf[5] (18. Tag). Pochen in der linken Wade[5] (19. Tag). Pulsieren unter der rechten Brust[5] (21. Tag). Hitze in der Lebergegend, die zur Herzgegend ausstrahlt[5] (19. Tag). Krampfgefühl[7] (1. Tag, C 30). Gefühl, als bekäme der Rücken einen Muskelkrampf, während man in der Hocke sitzt, schlimmer links, muß den Rücken mit den Händen stützen, bald vorbei[7] (3. Tag — C 30). Stechendes Gefühl, wie von einer Fliege[7] (3. Tag — C 30).

GEWEBE

Abszesse. Starker Schmerz im linken Darmbein[5] (1. Tag).

BERÜHRUNG, BEWEGUNG UND MODALITÄTEN

Sofort nach dem Sichhinlegen treten auf: Erstickung; Angst; Herzklopfen; Schwäche; Gefühl, zu sterben. Schreckliche Angst überkommt sie beim Sichhinlegen nachts, auch nachmittags, wenn sie sich hinlegt.

Muß mit zurückgebogenem Kopf liegen, sonst erstickt sie. Zwang zur Lageveränderung infolge Unruhe. Empfindlich auf Kleiderdruck von Gürtel und Hals. Symptome > durch Hitze, < abends und nachts. *Unruhe.* Magensymptome > durch Aufstoßen. Gefühl am Rücken wie gepackt < durch das Fassen mit den Händen.

HAUT

Ein Fleck an der rechten Wade wurde rot, dann kupferfarben; schien tief in der Haut zu sitzen[3]. Einige alte Narben von einer Verbrennung, die während der Prüfung blau und tiefrot waren, wurden wieder weiß[2]. Jucken am ganzen Körper; Überlaufen über den ganzen Körper[2] (10., 13. Tag).

ALLGEMEINES

Ein Gefühl allgemeiner Angst zieht durch den ganzen Körper[1]. Gefühl, als sei der ganze Körper zum Zerplatzen vergrößert[1]. Alle Symptome treten beim Sichhinlegen nachts auf[1]. Müde um 10 Uhr, möchte sich hinlegen. Fühlt sich den ganzen Tag schwach und krank[3] (11. Tag). Starker Gewichtsverlust, Abmagerung verläuft von oben nach unten, erst am Hals und im Gesicht, dann an den Mammae, dann an Ober- und Unterschenkeln. Die meisten Symptome entstehen nach 15 Uhr[1]. Müde[2] (4. Tag). Ein Hund wurde gebissen. Es bildete sich am Nacken ein Abszeß, der sich dreimal öffnete; wenn er am aufgehen ist, kratzt der Hund heftig, bis er offen ist und eine gelbe wäßrige Flüssigkeit absondert. Enge Kleidung wird nicht ertragen[2] (21. Tag). So erschöpft, daß ihr selbst das Gewicht der Kleider zuviel wird[5] (4., 5. und 6. Tag). Gedunsenheitsgefühl dauerte den ganzen Tag[7] (13. Tag). Während der Prüfung verlor sie 10 bis 20 Pfund an Gewicht[7].

MITTELBEZIEHUNGEN

Chamomilla antidotierte die Uterusblutungen von Cenchris. Cench. ist ein Gegenmittel für Pulsatilla. Ammonium carbonicum > die Allgemeinsymptome.

Culex musca

Wenn dieses Mittel angezeigt ist, zeigt der Patient das Bild des Brennens wie von Feuer; der Patient würde dieses Brennen gerne näher definieren, aber er kann meistens nur den Ort lokalisieren; Jucken und Brennen sind bei diesem Mittel überall vorhanden; man scheuert und kratzt sich, wo immer der Ausschlag auftritt.

Die Geistessymptome sind genauso, wie sie bei den körperlichen Symptomen von Culex musca erwartet werden; Ungeduld, Streitsucht, Angst und Furcht vor dem Tod; schlechtes Gedächtnis und Abneigung gegen jegliche Arbeit; er ist so mit Kratzen zur Erleichterung des Juckens und mit Gehen zur Erleichterung der Unrast beschäftigt, daß jede Unterbrechung ihn ungeduldig und streitsüchtig macht.

Der dumpfe Stirnkopfschmerz beginnt beim Erwachen um 5 Uhr und vergeht wieder, wenn er eine Weile wach gelegen hat; während des Vormittags besteht Schmerz, Völle und Druck in der Stirn mit Hitze des Gesichts, was sich bis nachmittags anfallsweise verschlimmert, wenn die Beschwerden auf den äußeren Orbitalrand rechts und von dort auf den Hinterkopf übergreifen, wobei sie von Übelkeit bis zum Abend begleitet sind. Einige Kopfschmerzen erstrecken sich vom Kleinhirn zur Stirn oder rechten Schläfe; die bohrenden Schläfenschmerzen treten zu verschiedenen Tageszeiten auf; der Schmerz kommt und zieht dann oberhalb der Augen quer durch die Stirn; zerreißender Schmerz hinter den Augäpfeln. Schon durch die geringste Bewegung wird der Kopfschmerz verschlimmert, gefolgt von starkem Schwindel, der nachmittags auftritt und in einer Stelle über dem rechten Auge lokalisiert ist. Jucken und Stechen der Kopfhaut.

Im rechten Auge besteht ein Völlegefühl, das zur Parotis, von dort zur Sublingualis ausstrahlt und schließlich die rechte Gesichts- und Kopfhälfte einnimmt. Die Lidränder sind wund und krustig. Die Lider sind morgens stärker entzündet, wobei ein zähes Sekret abgesondert wird; die Augäpfel sind entzündet; es besteht gerstenkornartige Ulzeration. Zerreißender Schmerz in den Augäpfeln; er konnte seine Augen nicht offenhalten, jedoch war das Geschlossenhalten mit Schmerzen verbunden. Gefühl der Augenmüdigkeit.

Es folgen die Ohren mit ihrem Anteil an Beschwerden. Es sind dies Schwellung der Parotis und Wundheit auf Druck; Schmerz, als bekäme er Mumps; scharfe Schmerzen in beiden Ohren, gefolgt von wäßriger

Absonderung, die denselben zähflüssigen Charakter wie der Speichel aufweist.

Wäßrige Absonderung aus der Nase mit blutigen Krusten an der Innenseite; spärliche Schorfe aus der Nase, die trocken, feucht und blutig sein können; gewöhnlich vermischt mit reichlicher Absonderung, die grünlich oder hell gefärbt sein kann, der Kopf fühlt sich dumpf an. Jucken, Stechen und Kitzeln sind stets anzutreffen; er reibt und kratzt, weil die Nase innen und außen juckt, und je mehr er reibt, um so mehr brennt es, und so hört er eine Weile mit Kratzen auf, bis er wieder dazu getrieben wird und er schließlich aufhören muß, weil auf der Nase schon etwas Haut abbleibt. Helle Rötung der Nasensptize wie bei einer Alkoholnase. Schwellung der Nase und Ausschlag darauf, der eine klare farblose Flüssigkeit enthält; wenn die Schwellung zurückgeht, folgt Jucken, und Kratzen vermehrt nur noch das Verlangen zu reiben.

Schmerz in den Choanen mit grünen Schorfen, die nach Entfernung bluten. Nasenbluten morgens und nachts beim Schneuzen. Die Rötung ist erysipelähnlich glänzend, rot, berührungsempfindlich; sie zeigt sich im Anfang mehr rechts und breitet sich dann auf beide Seiten der Nase und zum Gesicht hin aus. Erfolgloses Verlangen, zu niesen.

Schmerz über dem rechten Backenknochen, am nächsten Tag über dem linken, und hier kann man auch eine der charakteristischen zehnpfennigstückgroßen geröteten Stellen sehen, die sich anfühlt, als wäre dort Cayennepfeffer eingerieben worden; vom Backenknochen aus ziehen abends schießende Schmerzen zu Schläfe und Stirn, schlechter beim Schließen der Kiefer. Die Submaxillaris ist geschwollen und druckempfindlich. Der Ausschlag im Gesicht und zwischen den Augen enthält eine farblose Flüssigkeit; Schwellung und Gedunsenheit unter den Augen; entsprechend diesem Mittel finden wir Hitze und Rötung der ganzen rechten Gesichtshälfte mit wundem Zerschlagenheitsgefühl.

Ständiges Befeuchten der Lippen; bei vielen Mitteln ein Zeichen von Nervosität, bei diesem Mittel aber besserte es das stets anzutreffende Brennen und die Trockenheit; der Speichel ist jedoch so beschaffen, daß davon die Lippen klebrig werden; dieser übel schmeckende weißliche Speichel hinterläßt morgens beim Erwachen einen schlechten Mundgeschmack; widerlicher Geschmack, wie nach dem Trinken von warmem Mineralwasser. Die Zunge ist weiß belegt und trocken, geschwollen und dick beim Erwachen; auch pelziges Gefühl der Zunge. Periodische Anfälle von Speichelfluß über Monate; nachts wird das Kissen naß, und tagsüber sammelt sich der Speichel im Mund und führt zu beständigem Schlucken. Falls man eine Arznei nach einem Symptom allein verschriebe, würde wahrscheinlich der Patient Mercur erhalten. Der ganze Rand der Zunge ist von einer Doppelreihe kleiner schmerzhafter Bläschen bedeckt. Das Mittel heilte einen Fall von Zungentaubheit mit Ulzeration der Zungenspitze als Folge von Scharlach.

Zusätzlich zu den übrigen Beschwerden verbringt der Prüfer morgens nach dem Aufstehen viel Zeit damit, dunkelgrüne Schorfe und blutig durchzogene zähe Schleimfäden aus dem Rachen auszuräuspern; dazu hustet er aus der Trachea grüne Krusten, entsprechend den grünen Nasenabsonderungen, aus.

Brennen und Trockenheit im Rachen mit Wundheit im Hals und in den Choanen beim Schlucken von Speisen oder Flüssigkeiten. Die rechte Seite des Halses ist immer wund.

Der Appetit ist vermehrt, aber die Speisen werden nicht verdaut; sie säuern im Magen; sein Appetit ist fast heißhungrig, und er muß seine Mahlzeiten pünktlich einnehmen, sonst wird ihm flau; morgens ist er besonders hungrig und schwach und kann kaum die Zubereitung des Frühstücks erwarten. Bei dieser Säuerung des Magens erwartet man Übelkeit, die auch oft am Tage und nachts besteht; manchmal bringt schon der Gedanke an Essen Übelkeit mit Würgen hervor, aber mit Unfähigkeit zu erbrechen; bei verdorbenem Magen kommt es zu Erbrechen erregenden Schmerzen und Aufstoßen von viel übelriechendem Gas.

Durst nach kaltem Wasser, welches Magenbrennen und Stuhldrang hervorruft, gefolgt von lockerem, dunkelbraunem, übelriechendem Stuhl, viel Tenesmus über einige Tage und allmählich in schmerzloser Diarrhö abklingend.

Auf dem Bauch finden sich geldstückgroße, juckende und brennende Flecken mit kleinen Pickeln darauf. In dieser Art treten die Ausschläge dieses Mittels überall auf.

Dumpfer Schmerz in der rechten Nierengegend, der sich den Rücken hinauf bis zum Hinterkopf ausbreitet.

Bauchkrämpfe während des Stuhlgangs mit Rumpeln und Abgang von übelriechenden Flatus; diese kolikartigen Schmerzen kommen gegen 10 Uhr auf und halten ein bis drei Stunden an. Der gewöhnliche morgendliche Stuhldrang bleibt aus; der Stuhl ist spärlich, klumpig und kann nur mit Anstrengung entleert werden; die erste Portion des Stuhles ist hart und zerkratzt den Anus; sie wird von weichem Stuhl gefolgt; nach dem Stuhlgang hat er jedoch das Gefühl, nicht fertig zu sein und strengt sich so lange an, bis Blut kommt (Merc.).

Jucken und Brennen des Afters; Gefühl von kochender Hitze und wie rohes Fleisch nach einer Verbrennung.

Brennen der Eichel mit stark riechender Absonderung der Eichel; das Jucken des Skrotums geht von bienenstichartigen Stellen aus; diese Stellen sind wie gewöhnlich umschriebene brennende, juckende Anschwellungen. Reiben verschlimmert jedoch nur das Jucken, Stechen und Brennen.

An den großen Schamlippen tritt das gleiche Jucken und Brennen auf, das sich durch das ganze Mittel zieht. Das Vulvajucken ist so intensiv, daß sie sie in Stücke reißen könnte; dieses Symptom kehrte in Abständen über Jahre wieder und wurde durch Culex geheilt.

Die Menses kommen zu früh und sind profus mit dunklen Klumpen; heftige Schmerzen im Uterus zwingen sie, zu Bett zu gehen.

Heiserkeit, so daß sie kaum ein Wort sprechen kann; gewöhnlich starke Morgenheiserkeit.

Tief seufzendes Atmen mit beständigem Verlangen, tief durchzuatmen; der Atem ist faul, und es scheint, als könnte er dies selbst riechen. Quälender Husten durch Brennen in der Brust; pfeifender, würgender und erstickender Husten bei rotem Gesicht und Tränenfluß; oder aber hackender und trockener Husten tagsüber und nachts; am schlimmsten ist der Husten morgens mit dem Gefühl, sich zu erbrechen; beim Husten tritt ein Schmerz tief unten im Rücken auf; es wird wenig gelblich-weißer Auswurf abgehustet; manchmal besteht ein quälendes beständiges Husten von einer Viertelstunde Dauer, das in einer langen lauten Inspiration endigt, mit blauem Gesicht und vorstehenden Augen, gefolgt von großer Schwäche und Schweiß. Beständiges Verlangen, abwechselnd zu niesen und zu husten, wobei große Mengen Schleim im Hals abgesondert werden, was die Neigung zum Husten jedoch nicht mindert.

Wundheitsgefühl in der rechten Lungenspitze, schlimmer durch tiefes Atmen oder Hochheben des rechten Armes und gelegentlich dumpfer Schmerz in der unteren rechten Lunge; in Anbetracht des Bedürfnisses nach tiefen Atemzügen ergibt sich ein schmerzhafter Zustand, dazu Beklemmung und Angst in der Brust. Noch weitere Symptome machen ihm viele Beschwerden: Völlegefühl in der rechten Lunge, Wundheit beim Bücken, beim Vorwärtsbeugen und Heben der rechten Schulter; bei alledem das Gefühl eines Gummibandes um die rechte Lunge; nicht alle Schmerzen sind dumpf, auch plötzliche, schneidende, auf- und absteigende Schmerzen, die eine Minute anhalten; Wundheit, Zerschlagenheitsgefühl in der rechten Brust; ziehende, zerrende Schmerzen gehen von der rechten zur linken Lunge und setzen sich dort einige Stunden fest; die Schmerzen dauern einige Stunden täglich an; unter diesen Umständen erwartet man Wundheit beim Bücken, Vorneigen oder Heben der rechten Schulter.

Culex musca hat nur sehr wenige Herzsymptome, glücklicherweise, angesichts der vielen Lungensymptome; gelegentlich schneidende Schmerzen, die weder stark noch anhaltend sind: Schmerzen in den rechten Brustmuskeln und Anschwellung der rechten Nackenseite.

Hände und Finger sind heiß und brennen wie erfroren, mit starken Schmerzen; Brennen an Handflächen und Daumen, wie mit Nesseln eingerieben; Jucken und Brennen, als müßte er zur Erleichterung die Haut abreißen, dabei fühlt der Handrücken sich kalt und taub an.

Rosenrotfarbener brennender Ausschlag am Arm, schlimmer durch Hitze; die Arme und Hände sind taub und prickeln; andauerndes Jucken, wie es sich durch das ganze Mittel findet; die Ausschläge mit ihren farbigen Absonderungen brennen und kratzen. Verlangen, die Haut abzureißen. Kälte der rechten Hand, während die linke warm ist. Die Beine sind schwer und voll unbehaglicher Unruhe, besser an frischer Luft; die Füße sind den ganzen Tag über müde, und er muß sich an die frische Luft schleppen, um Erleichterung zu finden; er wünschte einen Platz zu finden, wo seine armen, müden, schweren Glieder sich erholen könnten. Auch an den Oberschenkeln finden sich jene geldstückgroßen, wie ein Flohstich brennenden und juckenden Pusteln mit Pickeln darauf. Es gibt in keiner Lage Erleichterung, so daß er von dem Stuhl aufstehen und einen Spaziergang im Freien machen muß; das Gehen ist jedoch für die Füße wenig erfrischend, da die Sohlen empfindlich sind und die Fußrücken stark jucken.

Der Schlaf ist selbstverständlich unruhig, er wälzt sich im Schlaf viel hin und her; von der Bettwärme wird er häufig wach; er muß früh aufstehen und sich bewegen, um Erleichterung zu finden; der Schlaf ist unerfrischend und voller Träume von Streitigkeiten, Kämpfen und Toten.

Hitzewallungen, als ob Frost folgen würde, gefolgt von warmem Schweiß, der stark riecht und klebrig ist; diese Klebrigkeit fällt auch beim Speichel auf.

Seine Haut plagt ihn mehr, als auszuhalten ist. Jucken, Brennen, Hitze, dies alles zusammen macht ihn elend; Haut besser während, schlimmer nach dem Kratzen; kein Wohlbefinden, ob zu Hause oder draußen, im Bett oder außerhalb des Bettes und von einem Ort, wo er sich wohl fühlen kann, ist keine Rede; er kratzt, was noch verschlechtert, doch muß er kratzen, um das furchtbare, ständige Jucken zu lindern; man kann wahrhaftig behaupten, daß dieses Mittel zahlreiche äußerliche Symptome hervorbringt.

Zusammengefaßt: Rechtsseitig wirkendes Mittel mit dem eigenartigen Gefühl, vergiftet zu sein; scharf stechende Schmerzen am ganzen Körper, wie von Nadeln; blitzartig auftretend; einmal hier, einmal dort, schlimmer durch leichten, besser durch starken Druck.

Kopf-, Nasen- und Gliedersymptome scheinen gegen 19 Uhr schlechter, gegen 20 Uhr besser zu werden; nach einer oder zwei Stunden vergehen sie; am schlimmsten scheinen sie von 18 bis 19 Uhr zu sein.

Alle Symptome, Schmerz, Jucken, Brennen, sind im warmen Zimmer schlechter und im Freien besser, obwohl er so müde und schwach ist, daß er sich kaum bewegen und nicht gerade gehen kann; Wundheit und Schmerzen am ganzen Körper, doch ist er so nervös, daß er sich unmöglich ruhig verhalten kann; fast ständige Bewegung von Händen und Füßen.

Ferrum arsenicosum

Die Beschwerden dieses Mittels sind allgemein schlimmer morgens, beim Erwachen; nachmittags; abends; nachts; vor Mitternacht; nach Mitternacht. Abneigung gegen frische Luft; im Freien schlechter. Allgemeine körperliche Angst. Chlorosis. Anämie. Chorea bei anämischen Patienten. Im allgemeinen verschlimmert kalte Luft, und der Patient ist sehr kälteempfindlich; schlechter durch Abkühlung, in einem kühlen Zimmer. Leichte Erkältlichkeit. Verminderte Lebensenergie nach durchgemachter Malaria, bei vererbter Phthisis. Epileptiforme Krämpfe; tonische Spasmen. Erweiterte Blutgefäße. Innerlicher und äußerlicher Hydrops. Viele Beschwerden zeigen oder verschlimmern sich nach dem Essen. Abmagerung. Sie fällt leicht in Ohnmacht. Man muß die leichtestverdaulichen Speisen auswählen. Butter bringt die Verdauung durcheinander. Kalte Getränke, fette Speisen, Saures und Essig verschlimmern. Völlegefühl. Der Patient neigt zu Blutungen. Entzündete Stellen verhärten sich. Entzündung von Drüsen und Organen. Vermehrte körperliche Reizbarkeit. Empfindlich gegen Erschütterung. Muskelzucken. Mattigkeit, muß sich hinlegen. Nach Blutung oder Säfteverlust. Liegen verschlimmert viele Symptome. Je länger er jedoch liegt, um so unruhiger wird er; muß aufstehen und herumgehen. Bewegung verschlechtert entzündete Teile, bessert aber den Patienten. Verlangen nach Bewegung. Katarrhe. Taubheit der Hände, Füße und der schmerzenden Körperteile. Blutwallung in Körper und Kopf. Knochenschmerzen. Ziehende, drückende paralytische Schmerzen. Schmerzen wie wund; wie zerschlagen; stechend; reißend. Periodische Beschwerden. Schweiß erleichtert die Symptome nicht. Plethorische Individuen. Allgemeines Pulsieren, Pulsieren in den Teilen und pulsierende Schmerzen. Das Mittel ist ein tief wirkendes Antipsorikum. Die meisten Beschwerden verschlechtern sich in Ruhe. Es ist wirksam in Malariafällen, wo viel Chinin genommen wurde. Erschlaffung der gesamten Muskulatur mit einem Gefühl von Schwere oder eines Gewichtes im ganzen Körper. Körperliche Anstrengung oder Laufen verschlechtert, aber mäßige Bewegung bessert. Schmerzempfindlich. Stilles Sitzen verschlechtert. Nach Hinsetzen zunächst Besserung. Einige Beschwerden kommen im Schlaf oder beim Erwachen. Langes Stillstehen verschlimmert. Viel Schwellungen der betroffenen Körperteile. Wassersucht. Drüsenschwellung. Zittern. Variköse Venen. Langes Gehen ruft Schwäche hervor. Langsames Herumgehen bessert. Gehen in kalter Luft verschlechtert. Schnelles Gehen verschlimmert. Große allgemeine Schwäche; abends; durch Malariaeinwirkungen oder Säfteverlust; paralytische Schwäche, durch Anstrengung oder Gehen. Beschwerden schlimmer bei kaltem Wetter oder im Winter. Beschwerden schlimmer bei kaltem Wind.

Jähzornig durch Widerspruch. Angst nachts. Angst, als wäre man eines Verbrechens schuldig, mit Furcht, bei Fieber. Heiter. Schwierige Konzentration. Geistige Verwirrung morgens beim Erwachen; abends. Auch in kleinen Dingen sehr gewissenhaft. Denkt an den Tod. Unzufrieden. Zerstreut. Erregbar. Furcht vor Menschenmengen, Tod, Mißgeschick, Menschen. Vergeßlich. Hysterie. Gleichgültigkeit. Unentschlossenheit. Reizbarkeit. Lachen und Heiterkeit. Abwechselnde Stimmungen und Wechsel von Gemütssymptomen. Eigensinnig. Streitsüchtig. Religiöse Affektionen; Reue. RUHELOSIGKEIT nachts, treibt aus dem Bett; bei Fieber wälzt er sich im Bett herum. Äußerste Traurigkeit, abends, wenn allein. Überempfindlich gegen Geräusche. Ernste Stimmung. Geistesabstumpfung. Nicht zum Reden aufgelegt. Es stört ihn, Leute sprechen zu hören. Er ist gegen die Stimmen dieser Leute empfindlich. Ruhige Stimmung. Bewußtlosigkeit. Weinen.

Schwindel; Neigung, zu fallen, während Kopfschmerz, beim Nach-unten-Sehen, mit Übelkeit, beim Aufstehen. Beim Gehen taumelt er, wobei das Sehen verdunkelt ist.

Kältegefühl der Kopfhaut. Hyperämie des Gehirns. Spannung der Kopfhaut. Leeregefühl im Kopf. Völlegefühl im Kopf. Haarausfall. Hitze im Kopf, bei kalten Füßen. Hitzewallungen im Kopf. Schwere des Kopfes, der Stirn. Jucken des Haarbodens. Heftiger Kopfschmerz; morgens, nachmittags, abends; schlimmer an kalter Luft, besser im Freien. Katarrhalische Kopfschmerzen. Kopfschmerz während des Fieberfrostes. Kalte Umschläge bessern. Kopfschmerz mit Schnupfen; Kopfschmerz beim Husten; nach dem Essen. HÄMMERNDE KOPFSCHMERZEN. Kopfschmerz vor und während den Menses; bei Kopfbewegung. Anfallsweise Kopfschmerzen. Periodische Kopfschmerzen. Pulsierende Schmerzen. Schlimmer durch Fahren im Wagen. Kopfschütteln verschlechtert. Sitzen verschlimmert.

Kopfschmerz in der Stirn; schlimmer rechts; abends; über den Augen; im Hinterkopf. Seitenkopfschmerz; rechts; Schläfen; rechtsseitig. Schläfen und Stirn. Scheitel. Bohrend in den Schläfen. Berstend. Ziehend. Nach außen drückend. Druck in der Stirn; in Schläfe. Scheitel. Wundheit. Stechen in den Schläfen. Reißender Schmerz. Pulsieren im Kopf; in Stirn, Hinterkopf, Schläfen, Scheitel. Gefühl von Schlägen im Gehirn.

Die Lider verkleben nachts. Schleimige Augenabsonderungen. Glanzlose Augen. Augenentzündung; skrofulös. Gestaute Blutgefäße. Tränenfluß. Die Lider lassen sich nur schwer öffnen. Augenschmerzen; Wehtun; brennend; wie von Sand. Optikusparalyse. Exophthalmus. Rötung der Augen; der Lider; sieht um die Augen eingesunken aus. Geschwollene Augen; Lider. Gelbe Skleren. Das Sehen ist getrübt.

Ohrabsonderung, übelriechend. Jucken im Ohr. Ohrgeräusche: Summen, Klingen. Brausen, Singen. Ohrenschmerzen. Stechen. Schwerhörigkeit.

Chronischer Katarrh. Schnupfen. Absonderungen blutig; krustig; wundmachend; grünlich; eitrig; wäßrig. Nasenbluten. Niesen.

Dunkle Ringe um die Augen. Blasses, kränkliches, erdfarbenes, wächsernes Gesicht. Grünliches Aussehen. Kranker, leidender Ausdruck. Blasse Lippen. Gerötetes Gesicht bei Fieberfrost. Bleich; ikterisch. Trockene Lippen. Hitze des Gesichts. Hitzewallungen. Hippokratischer Ausdruck. Gesichtsschmerz. Gesichtsschweiß. Gesichtsschwellung.

Bluten von Mund und Zahnfleisch. Weiße Zunge. Trockenheit. Taube Zunge. Brennende Zunge. Vermehrter Speichel. Gangränöser wunder Mund. Zahnfleischschwellung. Geschmack bitter, fade, faulig, süßlich.

Konstriktion und Würgen im Hals. Hitzegefühl des Rachens. Klumpen im Hals. Rachenschmerz beim Schlucken. Brennen, Roheitsgefühl, Wundheit. Erschwertes Schlucken.

Angstgefühl im Magen. Vermehrter oder heißhungriger Appetit; trotzdem ißt er ohne Genuß. Appetitmangel. Abneigung gegen Speisen, gegen Fleisch. Konstriktionsgefühl. Verlangen nach Brot, Saurem. Aufgetriebener Magen. Aufstoßen nach dem Essen; bitter; leer; von Speisen; faul; sauer. Wasser läuft im Mund zusammen. Völle. Sodbrennen. Hitze. Brechreiz, vor dem Essen, nach dem Essen, während der Schwangerschaft. Schmerz, nach kalten Getränken, nach dem Essen. Brennen; Krampf; Drücken nach dem Essen. Wundheit. Pulsieren. Extremer Durst. Bei chronischen Krankheiten auch durstlos.

Erbrechen, morgens, nachts, nach Trinken, Husten, nach Essen; mit Kopfschmerz; während Fieber; während Schwangerschaft. Erbrechen blutig, VON SPEISEN, sauer.

Konstriktion der Bauchmuskulatur. Aufblähung des Bauches durch Flatus. Aszites. Flatulenz. Völle. Gurgeln. Härte des Bauches. Hitzegefühl im Bauch. Gefühl eines Gewichts im Bauch. Darmentzündung. Jucken der Bauchhaut. Gestaute, träge und geschwollene Leber. Bauchschmerz nachts, beim Husten, nach dem Essen, während den Menses. Anfallsweise. Schmerzen. Besser durch Wärme. Schmerzen im Hypochondrium, im Hypogastrium, in der Leber, in den Seiten des Bauches. Tenesmus vor Stuhlgang, durch Blähungen. Wundheit; im Hypogastrium. Leber. Nervöses Unbehagen im Bauch. Rumpeln. Milzvergrößerung. Leber- und Milzschwellung. Gespannter Bauch.

Verstopfung. Konstriktion. DIARRHÖ; morgens, nachmittags, NACHTS, NACH MITTERNACHT; während dem Zahnen, NACH TRINKEN, nach kaltem Wasser, nach dem Essen; schlimmer durch Bewegung. Schmerzlos. Flatus. Afterblutung. Große, äußerliche Hämorrhoiden. Unwillkürlicher Stuhlabgang. Afterjucken. Nässen am

After. Schmerz während dem Stuhlgang. Brennen während und nach dem Stuhlgang. Stechen. Tenesmus während dem Stuhlgang. Rektumparalyse. Prolaps während dem Stuhlgang. Stuhldrang; erfolglos; nach dem Stuhlgang. Der Stuhl ist wundmachend, blutig, braun, häufig, hart, WIE UNVERDAUT, schleimig, wäßrig-braun.

Blasenschmerzen. Tenesmus. Beständiger Harndrang. Unwillkürlicher Urinabgang nachts.
Nierenschmerzen.
Brennen in der Harnröhre beim Wasserlassen.
Urin: eiweißhaltig, blutig, brennend; beim Stehenlassen wolkig; dunkel, rot, reichlich; spärlich; schleimiges Sediment.
Samenergüsse.
Entzündung der weiblichen Genitalien, Uterus. Jucken der Genitalien. WUNDMACHENDE, dünne, weiße Leukorrhö. Amenorrhö. Menses hellrot, reichlich, dunkel, zu früh, schmerzhaft, blaß, zu lange, spärlich, unterdrückt. Uterine Blutungen. Uterusschmerzen. Brennen der Schamlippen. Prolapsus uteri.

Katarrh von Larynx und Trachea. Schleim in Larynx und Trachea. Brennen in den Atemwegen. Rauhheit in den Atemwegen. Heiserkeit. Verlust der Stimme. Atmungsstillstand beim Husten; Atmung asthmatisch; erschwert, abends, nachts, während des Hustens, im Liegen; rasselnd; kurz; erstickend. Neigt zu Asthma nach Mitternacht.

Husten morgens beim Aufstehen, abends im Bett, beim Sichhinlegen, nachts, vor Mitternacht; durch kalte Luft, im Freien, Gehen in frischer Luft; asthmatisch; schlimmer durch tiefes Atmen; nach dem Trinken. Trockener Husten abends. Husten nach dem Essen. Erschöpfender Husten. Husten bei Fieber; durch Reiz in der Trachea; lose; Liegen verschlechtert; im Bett, schlimmer durch Bewegung; beim Aufstehen; muß aufsitzen; spastischer Husten. Sprechen verschlimmert den Husten. Kitzelhusten. Kitzel in Larynx und Trachea. Keuchhusten.

Auswurf tagsüber, morgens, nachts; blutig, blutdurchsetzt, reichlich, erschwert; grünlich-schleimig; übelriechend; eitrig; ekelerregend; faulig, süßlich, dick, zäh, weißlich, gelb.

Angstgefühl auf der Brust bei Herzsymptomen. Brustkatarrh. Konstriktion der Brust; des Herzens. Völlegefühl in der Brust. LUNGENBLUTUNG. Hitzegefühl in der Brust. Entzündung der Lungen. Herz- und anämische Geräusche. BRUSTBEKLEMMUNG abends.

Schmerz in der Brust, während des Hustens; in den Seiten der Brust; am Sternum. Wundheit in der Brust beim Husten. Stechen beim Husten. Herzklopfen nachts mit Angst. Brustkrämpfe.

Kälte im Rücken. Rückenschmerzen nachts, während den Menses, während des Stuhlgangs. Schmerzen in der Zervikalregion, zwischen den Schultern, in der Lumbalregion. Wehtun des Rückens. Zerschlagenheitsschmerz in der Lendenregion. Reißen im Rücken. Pulsieren im Rücken. Nackensteife.

Kalte Extremitäten, Hände und Füße. Kontraktion von Fingern und Zehen. Krämpfe in den Händen. Oberschenkeln, Waden, Füßen, Fußsohlen. Zyanose der Fingernägel. Schwere der Glieder, Füße. Taubheit von Händen und Fingern; Unterschenkeln, Füßen. Gliederschmerzen; rheumatisch; in den Gelenken. Gichtschmerzen. Schmerzen in den Armen, rheumatisch, Schultern, Ellbogen, Handgelenk, Hände. Schmerz in den Beinen. Ischias, schlimmer nachts. Schmerz in den Oberschenkeln, paralytisch; Knie; Knöchel, Fuß, Ferse. Wehtun der Glieder. Ziehen in den Armen; Oberschenkeln. Wundschmerz in den Gliedern, Armen. Stechen in den Gliedern; Schultern; Hüfte; Oberschenkel. Reißen in den Schultern, Oberarmen; Oberschenkeln. Paralytische Schwäche der Glieder. Ruhelosigkeit aller Glieder, besonders der Unterschenkel. Steifheit der Gelenke der Arme, Hände und Finger; der Beine, Knie und Füße. Schwellung der Arme, Hände; Knie, Knöchel und Füße. Variköse Beinvenen. Schwäche der Glieder, Gelenke; Knie, Unterschenkel, Knöchel.

Ängstliche Träume. Unruhiger Schlaf. Schläfrigkeit nachmittags und abends. Schlaflos vor Mitternacht. Schlaflosigkeit mit Schläfrigkeit. Frühes Erwachen.

Das Mittel hat Frost, Fieber und Schweiß. Frost morgens, mittags, abends, NACHTS. Frost sogar im Bett. Viertagefieber; Dreitagefieber. Frost mit Zittern. Intensives Fieber, nach Frost; schlimmer nachmittags, abends und am höchsten nachts. Fieber nach Mitternacht. Fieber ohne Frost nachmittags, abends, nachts. Fieber vermischt mit Frost. Trockene Hitze. Hitzewallungen. Wallungen aufsteigend. Chronische intermittierende Fieber mit vergrößerter Milz und Leber. Innerliche Hitze bei äußerlichem Kältegefühl. Hitze tritt nach dem Schlaf auf. Schwitzt Tag und Nacht; Schweiß morgens; nachts; bei Angst; im Bett; KLAMM, kalt, beim Husten, mit großer Erschöpfung, nach dem Essen, bei leichter Anstrengung; lang anhaltend; im Liegen; bei Bewegung; PROFUS, morgens. Schweiß im Schlaf, nach dem Schlaf; übelriechend,

sauer, färbt die Wäsche gelb; während des Stuhlgangs. Die Symptome verschlimmern sich beim Schwitzen.
Brennen der Haut. Kälte der Haut. Leberflecken. Blasse Haut. Rote Flecken. Gelbfärbung. Trockene Haut. Empfindliche Haut. Wundes Gefühl der Haut. Schwellung der Haut. Ödeme. Ulzera, brennend. Warzen, wie geschrumpft.

Ferrum iodatum

Morgens, nachmittags, *abends,* NACHTS, nach Mitternacht. Der Ferrum-iodatum-Patient fühlt sich wohler an frischer Luft. Anämie ist deutlich ausgeprägt. Allgemeine körperliche Angst; *Chlorosis.* Choreaartige Muskelzuckungen; erkältet sich ständig; Kongestion in Organen und Drüsen; äußerlicher und innerlicher Hydrops. Seine Symptome sind schlimmer nach dem Essen. Abmagerung. Ausgesprochene Verschlechterung durch Anstrengung. Ohnmacht bei anämischen Patienten. Blutungen aus zahlreichen Körperteilen. Drüsenverhärtung. Mangel an körperlicher Reaktionsfähigkeit. Sichhinlegen und Liegen im Bett verstärken zahlreiche Symptome. Gefühl, als liege er in einer verkrampften Haltung. Schlechter vor, während und nach den Menses. Bewegung verschlechtert viele Symptome; Verlangen, sich zu bewegen. Katarrhalische Affektionen aller Schleimhäute. Blutwallung, auch wenn er sich ganz ruhig verhält; Pulsieren in Körper und Extremitäten; beim Erwachen aus dem Schlaf; schneller Puls. Viele Symptome sind schlechter durch Berührung. Drüsenschwellung. Gehen verschlechtert viele Symptome. Verschlechterung durch Wärme und warme Kleidung. Schwäche durch leichte Anstrengung; während den Menses; durch Gehen.
Sehr reizbar und leicht erzürnt. Ängstlichkeit und Abneigung gegen Gesellschaft. Geistesträgheit und schwierige Konzentration, schlechter beim Lesen; geistige Verwirrung abends; übergewissenhaft in Kleinigkeiten; sehr reizbar; hysterisches Benehmen und hysterische Fröhlichkeit; veränderliche Stimmung; Gleichgültigkeit; Unentschlossenheit; *Traurigkeit.* Nächtliche Ruhelosigkeit; Aufschrecken aus dem Schlaf. Abstumpfung. Weinen. Schwindel beim Gehen.
Hitze und Hyperämie des Kopfes; Schwere des Kopfes; schlimmer im

warmen Zimmer; besser an frischer Luft; Schwere in der Stirn. Jucken der Kopfhaut. Kopfschmerz morgens; nachmittags; besser an frischer Luft und schlechter im Haus; schlechter beim Husten; bei Schnupfen; schlechter durch Druck des Hutes; ist gezwungen, sich hinzulegen; besser im Liegen; vor den Menses; bei Kopfbewegung; besser durch Druck mit der Hand; *pulsierend;* schlechter beim Lesen; durch Rauchen; Gehen; Schreiben; im warmen Raum. Stirnkopfschmerz; schlimmer rechts, abends; besser an frischer Luft; besser beim Stehen im Durchzug; schlimmer durch Husten, Druck des Hutes, Lesen, Schreiben, Bewegung, im warmen Zimmer, Rauchen, über den Augen; über dem linken Auge, mit Ausstrahlung zum Scheitel. Schmerz im Hinterkopf; den Seiten des Kopfes; schlimmer links, in den Schläfen, am Scheitel. Schneidender Schmerz vom Nasenrücken zum Hinterkopf. Drückender Stirnkopfschmerz; mehr rechts; schlimmer im warmen Raum; in den Schläfen; am Scheitel. Scharfer Schmerz von unterhalb der Augen zum Scheitel. Stechender Schmerz im Kopf; in den Schläfen. Reißender Kopfschmerz. Pulsieren im Kopf; in der Stirn; in den Schläfen.

Entzündete Konjunktiva, mit reichlichem Eiter beim gewaltsamen Öffnen; bläulich-rote Bindehaut; Jucken der Augen; Tränenfluß. Augenschmerz durch Licht; Wehtun, Brennen der Lider; Schmerz schneidend, wie von Sand; stechend. Photophobie. Exophthalmus; Exophthalmus bei Kropf. Rötung der Augen; blau-rote Verfärbung der Lider; *Lidschwellung.* Schwache Augen. Ikterische Skleren. Eine Wolke von Funken vor den Augen nach dem Frühstück.

Ohrgeräusche; brummend, klingend, *brausend.* Schneidender Ohrschmerz. Nachlassendes Gehör.

Nasenkatarrh; morgens, retronasale Absonderung blutig; reichlich; *Krusten;* WUNDMACHEND; *grünlich, eitrig, dick, wäßrig,* gelb. Fließschnupfen, schlechter morgens, mit reichlich Schleim aus dem Kehlkopf. Gefühl von Trockenheit in der Nase. Nasenbluten beim Schneuzen; durch Husten. Verstopfung der Nase; morgens, nachts, besser nach Schneuzen; schneidender Schmerz in der Nasenwurzel, der zum Hinterkopf ausstrahlt, Niesen nachts. Die Nase ist geschwollen; Ulzeration in der Nase.

Das Gesicht ist *blaß, erdig,* sogar chlorotisch; ROT; mit umschriebenen roten Flecken; fahl; kränklich; GELB. Ekzem und Bläschen; leidender Ausdruck. Hippokratischer Gesichtsausdruck; geschwollenes, aufgedunsenes Gesicht; geschwollene Unterkieferdrüsen.

Zahnfleischbluten. Dick belegte gelbe Zunge. Trockenheit in Mund und Rachen; Brennen der Zunge; Speichelfluß; Mundgeschmack schlecht, morgens; bitter, fade, metallisch, stinkend, faulig, wie Pfefferminze, sauer, süßlich. Zahnschmerzen.

Ausräuspern von Schleim aus Rachen und Nase; zäher Schleim. Das Essen scheint aufzustoßen, als wäre es nicht geschluckt worden, rückläufige Peristaltik des Ösophagus. Brennen und Drücken im Rachen. Kitzeln und Kratzen in Kehlkopf und Rachen. Geschwollene Nackendrüsen. Kropf mit Exophthalmus.

Der Appetit ist wechselhaft; vermindert; *vermehrt, unersättlich,* heißhungrig, fehlend, ohne Geschmack am Essen, schnell gesättigt. Magenatonie; Abneigung gegen Speisen, gegen Fleisch. Auftreibung des Magens durch Gase. Aufstoßen; bitter, nach dem Essen; leer; fettig; von Speisen; ranzig; sauer; heftig; Aufschwulken von Wasser. Fühlt sich, als habe er zu viel gegessen, selbst nach kleiner Mahlzeit. Hitzewallung im Magen. Sodbrennen. Schwere nach dem Essen. Widerwillen gegen Speisen. Übelkeit nach dem Essen. Magenschmerz: nach dem Essen; brennend; krampfend, nach dem Essen; qualvoll mit Brechreiz und Kopfschmerz; drückend nach dem Essen; Wundheit in der Magengrube mit Zwicken im Rücken, hinter dem Magen. *Pulsieren* im Magen. Spannung. Durst abends. Starker Durst, extremer Durst. *Erbrechen;* beim Husten; nach Trinken; nach Essen; von Blut; von Speisen. Gefühl einer Schnur zwischen Nabel und Anus, mit einem schneidenden Schmerz jedesmal, wenn er sich aus gebeugter Haltung aufrichtet. Auftreibung des Abdomen nach Essen oder Trinken. Vergrößerte Leber und Milz ohne Fieber. Flatulenz. Völle- oder Anschoppungsgefühl. Hitze im Abdomen. Bauchschmerzen; nach dem Essen; während den Menses; im Hypochondrium; in der Leistengegend mit Ausstrahlung quer über das Hypogastrium; in der Leber; in der Milz; am Nabel; krampfend vor Stuhlgang; spitzig in den Bauchseiten, schlimmer durch Armheben und Gehen. Stechen im Hypochondrium und in der Leistengegend beim Gehen. Wundheit in der Leistengegend beim Gehen. Rumpeln im Bauch vor dem Stuhlgang. Der Bauch fühlt sich bei Druck wie ein Gummiball an; angeschwollener Bauch.

Verstopfung; eine Woche lang kein Stuhlgang, abwechselnd mit Diarrhö; schwergehender Stuhlgang, erfolglose Anstrengung. Konstriktion des Anus. DIARRHÖ; Stuhl häufig; morgens; nach dem Essen; blutig, schleimig, wäßrig. Flatus; äußere Hämorrhoiden; Afterjucken;

Gefühl, als würde der After zusammengedrückt; wie von Würmern im Rektum; als bohre sich eine Schraube im Anus; Kribbeln am After; Afterschmerz; Brennen nach dem Stuhlgang. Stechen bei hartem Stuhl; Tenesmus; Stuhldrang nach Stuhlgang. Stuhl blutig, braun, *harter* Schleim; spärlich, weich, wäßrig.

Urinieren häufig, unwillkürlich, mit Tenesmus. Schmerzen in beiden Nieren, aber schlimmer links. Gonorrhoische Absonderung aus der Urethra; mit juckendem Kribbeln. Brennen beim Wasserlassen. Gefühl, als blieben Urintropfen in der Fossa navicularis zurück, die nicht herausgepreßt werden können. Eiweißhaltiger Urin bei niedrigem spezifischem Gewicht. Es heilte Glukosurie. Urin: dunkel, rot, reichlich und blaß, spärlich, weißlich. *Riecht süßlich.*

Unangenehme und schmerzhafte Erektionen nachts; Erektionen fehlend. Erschlafftes Skrotum. Samenergüsse. Vermehrtes sexuelles Verlangen.

Bei Frauen diente es zur Verhütung von Abort. Jucken und Wundheit der geschwollenen Vulva. Ferrum iodatum heilte Hydrops der Ovarien. *Leukorrhö:* wundmachend, heiß, reichlich, *stärkeähnlich;* vor und nach den Menses; dünn und wäßrig; Menses fehlt, reichlich, zu spät oder zu häufig, schmerzhaft, UNTERDRÜCKT. Metrorrhagie. *Senkungsgefühl im kleinen Becken; im Sitzen hat sie das Gefühl, etwas stoße nach oben.* Es ist ein sehr wirksames Mittel bei Prolaps und allen möglichen Verlagerungen.

Reiz und viel Schleim in Larynx und Trachea. Kehlkopfschmerz; brennend. Kitzeln in den Luftwegen. Heiserkeit und Aphonie.

Atmung asthmatisch; Dyspnoe nachts und bei Bewegung; rasselnd, kurz, erstickend, pfeifend.

Husten morgens, nachmittags, abends, asthmatisch, *trocken,* während Fieber, durch Reiz in Kehlkopf und Trachea, locker, nach Bewegung, kurz, spastisch, vom Sprechen, durch Kitzeln in den Luftwegen. Auswurf morgens; blutig, *reichlich,* schwierig, grünlich, ausgeräuspert, blutiger Schleim, übelriechend, eitrig, faul schmeckend, *zäh,* weißlich, grau-weiß, gelb.

Angst in Brust und Herz. Ein Karzinom der rechten Mamma erfuhr beträchtliche Besserung. Brustkatarrh. Kongestion von Brust und *Herz.* Blutungen aus Lunge und Luftwegen. Bronchitis; Pneumonie. Herzgeräusche. Brustbeklemmung. Brustschmerzen beim Husten; in den Seiten; rechts; vom Herzen zur Achsel; Stechen beim Husten. *Herzklopfen*

NACHTS; *von leichtester Anstrengung; bei Bewegung;* beim Aufstehen; beim Umdrehen im Bett; im Schlaf.

Rückenschmerzen während den Menses; in der Dorsalregion; in der Lumbalgegend während den Menses; im Kreuzbein; Wehtun, wie gebrochen, in der Lumbalregion, nachts. Dumpfer Schmerz in der Dorsalregion, beiderseits der Wirbelsäule; durch die Brust ausstrahlend; stechende Rückenschmerzen. Steifheit des Rückens beim Aufstehen vom Bett.

Kalte Hände und Füße nachts; Fußkrämpfe. Hitze der Hände; Schwere der Extremitäten; Beine; Füße. Taubheit der Finger, Unterschenkel, Füße. Schmerz in den Gliedern; in den Gelenken; gichtisch; rheumatisch; rheumatisch in den Armen; im rechten Oberarm; Ellbogen, *Hüfte,* Oberschenkel, rechte Tibia; rheumatische Schmerzen abends, vom linken Fußrücken ausgehend. Wehtun in der Schulter. Ziehender Schmerz in den Beinen; in den Oberschenkeln; in den Sehnen des rechten Hand- und linken Fußrückens. Wie wundgeschlagene untere Gliedmaßen, Oberschenkel, Unterschenkel. Stechen in Armen und Schulter; Reißen in Armen und Hüften. Paralyse der oberen Extremitäten; Lähmungsgefühl der Schulter; im rechten Arm, abends, beim Schreiben. Unruhige Füße. Ödeme der Beine, Unterschenkel und Füße. Schwäche der Glieder, der Beine. Zittern und Schwäche der Glieder beim Gebrauch der Hände und beim Gehen.

Träume: ängstlich; verwirrt; von Toten; von Kämpfen; von früheren Ereignissen; phantastisch, von Einbrechern; Alpträume; unangenehm, *lebhaft.* Träumt, daß er 10 bis 20 m groß ist. Unruhiger Schlaf; Schläfrigkeit morgens und abends. Schlaflosigkeit; häufiges Erwachen.

Fieberfrost *nachts*; Kälte im und besser nach Aufstehen aus dem Bett; Frösteln abends, gefolgt von Hitze und Schweiß; Schüttelfrost; warmes Zimmer bessert den Frost nicht. Fieber nachmittags und abends mit Frösteln. Trockene Hitze. Hitzewellen; innerliche Hitze, mit Frost. Intermittierendes Fieber mit Verlangen, sich abzudecken.

Schweiß morgens; nachmittags; *nachts;* im Bett; *klamm, kalt, reichlich,* bei der geringsten ANSTRENGUNG, schlimmer bei Bewegung.

Die Haut brennt oder ist kalt; Ikterus; Leberflecken. Trockene Haut. Urtikaria. Angeschwollene Haut.

Hamamelis virginiana

Die auffallenden Merkmale dieses Mittels sind venöse Kongestionen und Blutungen. Die Venen sind in allen oder nur einzelnen Körperteilen erweitert. Varikosis vieler Körperteile, deutliches Wundheitsgefühl der Varizen. Blutige Absonderungen aller Schleimhäute. Oft wurde mit diesem Mittel Purpura haemorrhagica geheilt. Düsterrotes Aussehen der Haut mit gefüllten Venen. Venenentzündungen allerorts, besonders an den unteren Extremitäten und am Anus. Varizen neben blutenden Ulzera, das Blut ist dunkel. Die Geschwüre sind dunkel, sogar schwärzlich und sondern fast schwarzes Blut ab. Dunkles Blut tritt überall aus. Hellrot fließendes Blut bildet eine Ausnahme, wurde jedoch erwähnt.

Das Mittel paßt besonders gut für sehr nervöse, reizbare und empfindliche Patienten. Wundes, zerschlagenes Gefühl wie bei Arnica, im ganzen Körper, nicht nur in einzelnen Partien. Die Venen sind sehr druckempfindlich. Äußerst empfindlich gegen Erschütterung wie Belladonna, jedoch nur an den entzündlich geschwollenen Venen und Muskeln. Große Schwäche mit oder ohne Bluten: jedoch in keinem Verhältnis zum Blutverlust. Vikariierende Blutungen sind eine wichtige Indikation dieses Mittels.

Der Patient ist geistig und körperlich müde; er hat Abneigung gegen geistige Betätigung; ihm entfällt das Wort beim Sprechen; er ist gereizt, deprimiert und benommen, bei wiederkehrenden Blutungen. Pulsierender Schmerz über dem linken Auge. Gefühl, als würde ein Bolzen von Schläfe zu Schläfe getrieben. Berstende Kopfschmerzen morgens beim Erwachen, schlimmer beim Bücken. Kopfschmerzen in Verbindung mit venösen Kongestionen in anderen Teilen.

Das Eigenartige dieser Fälle ist, daß der Patient oft empfindlich gegen Kälte und kalte Luft ist. Ekchymosis mit großer Empfindlichkeit von Kopf, Augen oder Gesicht. Kopfschmerzen bei Überanstrengung der Augen. Ekchymosis der Augäpfel. Wundschmerz in den Augen. Gestaute Augengefäße mit Sickerblutungen. Entzündung und Ulzeration der Augäpfel. Dunkelrotes, häufig wiederkehrendes Nasenbluten. Während den Menses oder auch, wenn diese ausbleiben. Nasenbluten manchmal reichlich, klumpig und sehr dunkel.

Sehr gefäßreiches und leicht blutendes Zahnfleisch. Der Rachen ist dunkelrot, chronisch gestaut und von Varizen bedeckt. Die Tonsillen sind von Varizen bedeckt. Leidet sehr unter Halsweh mit dunklen Sickerblutungen.

Kein Durst und Abneigung gegen das Trinken. Übelkeit, Hämatemesis, Magenschwäche. Pulsieren im Magen. Schwarze Klumpen werden erbrochen. Auf dem Bauch finden sich Varizen, die druckempfindlich sind. Brennen in Magen und Abdomen.

Dysenterie, wobei der Stuhl sehr blutig und nicht wie sonst bei Dysenterie spärlich, blutig und schleimig ist. Hämorrhoidalblutung, reichlich und dunkel. Verstopfung gehört gewöhnlich zum Mittelbild. Intestinale, rektale und anale Ulzera, die reichlich schwärzliches Blut absondern. Pfortaderstauung und Hämorrhoiden mit starkem Bluten. Hämorrhoiden treten hervor, pulsieren und bluten stark; auch nach Niederkunft. Der Anus zieht sich unter intensivem Brennen spastisch zusammen. Jucken des Afters.

Ein Urinbefund, bei dem über Wochen täglich viel Blut vorhanden war, wurde schlagartig geheilt. Viel Harndrang. Große sexuelle Erregung (Mann). Erotische Träume und Pollutionen; Schmerzen abwärts der Samenstränge zu den Hoden. Samenstrangvarizen.

Wundheit in Ovarien und Uterus. Uterine Blutungen mit reichlichen dunklen Klumpen; manchmal hellrotes Blut. Arterielle oder venöse Uterusblutung. Anfallsweiser Ovarialschmerz links. Vikariierende Blutungen aus Nase, Magen oder Lungen anstelle der Menstruation. Subinvolution mit großer Uterusschwäche und gelegentlichen Blutungen. Menses reichlich, dunkel, geronnen. Akute Vaginitis mit Kontraktion und Blutung. Wundheit der Vagina beim Koitus. Vaginale Spasmen. Wiederholte Blutungen bei Schwangeren. Blutung während der Geburt. Krampfadern während der Schwangerschaft. Das Mittel erwies sich bei Phlebitis als nützlich.

Es ist sehr wirksam bei einem Husten, der von dunkelblutigem Auswurf begleitet wird. Husten, der durch Rachenvarikosis hervorgerufen wird; Blut räuspern aus Rachen und Trachea. Hämoptoe bei Phthisis, besonders bei Wiederholungen.

Wundheit der Wirbelsäule, Zervikalregion. Zerbrechende und reißende Schmerzen der Wirbelsäule in der Lumbalregion. Zerschlagenheitsschmerz in allen Gliedern. Wehtun und Zerschlagenheitsschmerz der Oberschenkel. Wundheit der Venen von Oberschenkeln und Unterschenkeln. Varikosis der Unterschenkel; mit und ohne Ulzera; schlimmer während der Schwangerschaft; kann weder gehen noch stehen vor Schmerzen.

Spitze, stechende Schmerzen in den gestauten Venen.

Kali arsenicosum

Kali arsenicosum ist ein sehr tief eingreifendes und langwirkendes Mittel, das in der herkömmlichen Schulmedizin in Form der Fowler'schen Lösung vielfach mißbraucht worden ist. Es wurde ausgiebig bei Wechselfieber angewandt, wenn Chinin versagt hatte, sowie als Tonikum und bei allen möglichen Hautkrankheiten, ferner bei Syphilis, Anämien usw. Es ist bei all diesen Beschwerden durchaus angezeigt, wenn die Symptome des Patienten passen. Die toxikologischen Symptome als Folge des schulmedizinischen Abusus haben eine breite Grundlage geschaffen, auf der der Homöopath aufbauen kann. Wie gut war es dem alten Arzt bekannt, daß die Fowler'sche Lösung abgesetzt werden mußte, sobald der Patient blaß und wächsern aussah, Säcke unter den Augen bekam und sich geschwächt zeigte. Wer kennt nicht die dickmachende Wirkung dieses Mittels! Pferde nehmen zu und bekommen ein glänzendes Fell nach längerer Eingabe von Fowler'scher Lösung. Jockeys wußten darüber bestens Bescheid und verkauften ein heruntergekommenes Tier als ein gutaussehendes, das jedoch bald am Ende war, kurzatmig wurde, leicht in Schweiß geriet, immer schwächer und leistungsunfähiger wurde. „Das Tier muß mit Arsenik aufgeputscht worden sein!" hieß es dann. Die alten medizinischen Journale sind voll von Überdosierungsfolgen dieser Droge. Eine Sammlung von Nebenwirkungssymptomen bei schulmedizinischem Gebrauch, einige Prüfungssymptome sowie ausgedehnte klinische Beobachtungen beim Gebrauch dieses Mittels in potenzierter Form ergaben die Basis zu der nachfolgenden Studie. Es sollte nicht zuviel Vertrauen in die klinische Meinung des Schreibers gesetzt werden; vielmehr sollte dieses Mittel erst nach den vorgegebenen Richtlinien getestet werden, bevor Arzneiprüfungen die feinere Wirkungsweise feststellen.

Obwohl das Mittel eine Morgen- und Abendverschlimmerung aufweist, leidet der Patient auch nachts, besonders um Mitternacht und von 1—3 Uhr nicht wenig. Ausgeprägte Frostigkeit. Extreme Empfindlichkeit gegen Kälte, die Beschwerden werden verschlechtert durch Kälte, durch kalte Luft und durch Abkühlung, durch Betreten eines kalten Orts. Abneigung gegen frische Luft. Erkältet sich in Zugluft und im erhitzten Zustand. Anämie. Chlorosis. Blasse, wächserne und schweißbedeckte Haut. Aufwärtsgehen führt zu Erstickungsgefühl, Husten und Schwäche von Körper und Gliedern. Drüsenatrophicum, die Extremitäten werden taub und prickeln. Kanzeröse Ulzerationen wurden oftmals durch dieses Mittel eingedämmt. Es heilte Lupus.

Die hervorgetretene Schwäche ähnelt sehr derjenigen bei beginnender Tuberkulose und beim Morbus Bright. Klonische Krämpfe. Konvulsionen der Muskeln bei vollem Bewußtsein sind nicht ungewöhnlich. Es heilte Epilepsie und hysterische Krämpfe. Es ruft Aszites und Ödeme der Extremitäten, des Gesichts und der Augenlider hervor. Unter seiner Einnahme stellt sich Zunahme an Masse und Gewicht ein, doch nach Absetzen der Droge magert der Prüfer ab. Die meisten Symptome werden nach dem Essen und nach Anstrengung verschlimmert. Die Muskeln sind schlaff. Schwäche und Ohnmachtsanfälle. Eiscreme bei Erhitzung ruft viele Beschwerden hervor. Verschlechterung durch kalte Speisen und Getränke, Milch und fette Speisen. Kribbeln am ganzen Körper. Entzündung zahlreicher Organe und Drüsen, besonders Magen, Leber und Nieren. Große Furcht, sich zu bewegen. Katarrh aller Schleimhäute. Das Mittel ist sehr durch Schmerzen gekennzeichnet: Brennen, Stechen und Reißen. Die ausgeprägteste Periodizität betrifft jeden 3. Tag. Pulsieren am ganzen Körper. Es ist ein tiefwirkendes Antipsoricum und erweist sich oft als nützlich bei rheumatischen und gichtischen Affektionen. Es heilte Syphilis in den Händen der Schulmediziner und in sehr hohen Potenzen zahlreiche spezifische Beschwerden — wenn die Symptome übereinstimmten. Einige Symptome treten während des Einschlafens auf, aber auch während und nach dem Schlaf zeigen sich ausgeprägte Verschlimmerungszeichen. Rheumatische und gichtische Steifheit aller Glieder bei Unterschenkel- und Fußödemen. Entzündliche Schwellung von Gelenken und Drüsen. Zittern infolge von Geräuschen und plötzlichen unerwarteten Bewegungen. Muskelspannung. Muskelzucken. Extrem berührungsempfindlich. Hautgeschwüre, besonders an den Unterschenkeln und Schleimhäuten, mit Brennen und weiterer Ausdehnung. Aufdecken ruft Schmerzen hervor und verschlimmert viele Beschwerden. Verschlimmerung der Symptome beim Erwachen. Schnelles Gehen verschlechtert die Atemsymptome und die allgemeine Schwäche. Wärme wirkt sich fast immer lindernd aus. Er ist so schwach, daß er sich im Bett nicht aufsetzen kann. Oft findet sich die große Ruhelosigkeit von Arsen.

Der Arsenanteil hat sich den Gemütssymptomen des Mittels aufgeprägt. Angst, bis zur Agonie, mit großer Furcht. Angst morgens beim Erwachen, aber ausgeprägter abends und nachts. Grundlose Angst, um seine Gesundheit; vor Stuhlgang; erwacht nachts mit Angst und Furcht.

Er fürchtet sich, zu Bett zu gehen. Er fürchtet Tod und Menschenmengen, jedoch auch das Alleinsein. Angst, daß irgend etwas passiert. Menschenfurcht. Leicht erschreckt und zusammenfahrend. Er hat furchtbare Wahnvorstellungen und sieht Gestalten. Verzweifelt an seiner Wiederherstellung; sieht Tote in seinen nächtlichen Delirien. All sein Denken kreist um den Tod, er ist sicher, zu sterben. Er ist sehr verdrießlich und will nicht antworten. Er benimmt sich wie ein Wahnsinniger. Wankelmütigkeit, mit Verwirrung. Beständige Unzufriedenheit. Sehr reizbar. Geistige Anstrengung intensiviert seine Geistes- und Kopfsymptome. Immer in Eile und sehr reizbar. Viele hysterische Symptome, mit Krämpfen und Ohnmacht. Gleichgültigkeit gegenüber allen Vergnügungen. Kann sich nicht entscheiden, was er tun will. Wacht morgens sehr verdrießlich auf. Reizbar bei Frost, bei Kopfschmerz. Er leidet unter Impulsen, Freunden Gewalt anzutun oder jemanden zu töten. Jammernd und wehklagend. Schwaches Gedächtnis. Er wird mürrisch, zänkisch, tadelsüchtig und schilt seine Umgebung aus. Geist und Körper sind ruhelos, abends und nachts; ängstliches Wälzen die ganze Nacht, bei Frost und Fieber; auch während den Menses. Traurigkeit abends, wenn allein, und bei Fieber. Geräuschüberempfindlich, besonders Stimmen gegenüber. Kommt so außer sich, daß sie laut schreit. Es gibt lange Perioden des Schweigens, in denen sie auf Fragen nicht antworten will; dann sitzt sie sogar bei anderen und weigert sich, zu sprechen. Während des Einschlafens und im Schlaf sehr leicht durch Geräusche erschreckt auffahrend. Todes- und Selbstmordgedanken. Mißtrauen gegen ihre besten Freunde. Anhaltende quälende Gedanken halten ihn oft nachts wach, wobei Unterschenkel und Füße eisigkalt sind und der Kopf heiß ist. Er wird zunehmend ängstlich. Grundloses Weinen nachts. Weinen im Schlaf.

Schwindel abends, bei Kopfschmerz, mit Übelkeit, und beim Gehen an frischer Luft.

Die Stirn schwitzt leicht, Beschwerden und Schmerzen entstehen durch Entblößen des Kopfes. Kongestive, pulsierende Schmerzen, mit elektrischen Schlägen durch den Kopf. Der Kopf fühlt sich kalt an und ist empfindlich gegen kalte Luft und Zug. Steifer Hals, der Kopf wird auf eine Seite gezogen. Schwere- und Vergrößerungsgefühl bei Kopfschmerz. Ausschläge mit Krusten, trocken oder feucht, bilden sich auf der Kopfhaut. Das Mittel heilte viele Fälle von Ekzem. Durch Unterdrückung von Ausschlägen der Kopfhaut treten viele chronische periodische Kopfschmerzen auf, die ein Leben lang blieben, oder bis sie durch ein

Simile geheilt wurden. Diese Kopfschmerzen beginnen nachmittags und abends, sehr heftig nach Mitternacht, werden verschlimmert durch kalte Luft und durch Zug. Kopfschmerzen, die infolge Unterdrückung eines Katarrhs auftreten, oder solche, die mit Rhinitis oder Magenstörungen einhergehen. Rheumatische Kopfschmerzen. Kongestive Kopfschmerzen bei Frost, bei Fieber und während den Menses. Alle Kopfschmerzen dieses Mittels werden nach dem Essen, vom Liegen, bei Bewegung, durch Lärm, nach Schlaf, vom Stehen und Gehen an frischer Luft verschlechtert; Sitzen, äußere Wärme, heiße Getränke oder Einhüllen des Kopfes bessern sie. Sie treten paroxysmal und oft periodisch auf. Schmerzen in der Stirn, über den Augen, im Hinterkopf sowie in den Scheitelbeinen. Wundschmerz der Seiten des Kopfes. Brennen, Stechen und Reißen sind die gewöhnlichsten Schmerzqualitäten. Nachaußendrücken über den Augen und Stechen beim Husten. Reißen über den Augen und im Hinterkopf. Viele dieser Kopfschmerzen sind Folge unterdrückter Malaria, und man stellt sie nach (angeblich) geheiltem Wechselfieber fest. Kali arsenicosum ist ein ausgezeichnetes Antidot gegen Chininabusus.

Katarrhalische Zustände der Augen, wundmachende Schleimabsonderungen aus den Augen, die Lider sind morgens verklebt. Gestaute Venen, Vergrößerungsgefühl in den Augäpfeln, Tränenfluß. Glasiges, blasses und glanzloses Aussehen der Augen. Die Lider sind wegen der Trockenheit schwer zu öffnen. Ödeme unterhalb der Augen und Lidschwellung. Hornhautgeschwüre. Ikterische Skleren, ätzende Tränen. Stierer, fixierter, erschrockener Blick. Flecken auf der Hornhaut. Rötung der Augen und Lider. Schmerzen nachts, schlimmer durch Bewegung und Lesen, besser durch Wärme. Schmerzen brennend, reißend, drückend. Gefühl wie von Sand in den Augen. Augenschmerzen beim Lesen. Farben im Gesichtsfeld, grün und gelb. Sehen trüb und neblig. Funken vor den Augen. Asthenopie. Sehverlust.

Die Ohren prickeln und sind heiß. Geschwollene Ohren. Ohrausschläge. Kälte der Ohren. Blutige, fötide und gelbe Otorrhö. Jucken tief im Gehörgang. Ohrgeräusche; Summen, Knacken, Brummen, Klingen, Brausen, Rauschen; nach Chinin. Ohrenschmerzen abends und nachts, besser durch Wärme, schlimmer in kalter Luft. Brennende, stechende und reißende Schmerzen. Das anfangs geschärfte Gehör wird später herabgesetzt und geht schließlich verloren.

Dieses Mittel heilt einen von Kindheit an bestehenden chronischen Nasenkatarrh, wenn das Sekret blutig, wundmachend, brennend, grünlich, dick oder gelb ist. Eitriges und stinkendes Nasensekret. Trockenheit in der Nase nachts; Verstopfung der Nase. Nasenbluten. Jucken, innen und außen. Häufiges und heftiges Niesen.

Kachektischer, ängstlicher, furchtsamer Gesichtsausdruck. Blasses, wächsernes und bleichsüchtiges Gesicht. Blasse Lippen. Lippen bläulich bis schwärzlich sogar. Dunkle Ringe unter den Augen. Eingefallenes, schmales Gesicht. Das Gesicht ist mit Ausschlägen bedeckt; Ekzem, Herpes, Schorfe, Bläschen. Kleieartiger Ausschlag im Bartbereich. Ausschläge auf der Nase; um den Mund. Kränkliches, abgehärmtes und leidendes Aussehen. Jucken des Gesichts. Entzündung der Parotis und Submaxillaris. Viel Gesichtsschweiß. Zucken der Gesichtsmuskeln. Geschwüre von Gesicht und Lippen. Lippenepitheliome. Gesichtsödeme. Lippenschwellung. Gesichtsschmerz in kalter Luft, besser durch Wärme. Rheumatische und neuralgische Schmerzen, periodisch. Brennende, stechende und reißende Schmerzen.

Aphthen und Ulzera im Mund. Trockener Mund und trockene Zunge. Die Zunge ist rot, weiß belegt. Zungenentzündung. Zahnfleischbluten. Üble Mundgerüche. Brennen und Roheitsgefühl von Mund und Zunge. Wundheit der Zunge. Schwellung von Zahnfleisch und Zunge. Schlechter, bitterer, fader, fauliger, saurer, süßlicher Mundgeschmack. Bläschen im Mund und auf der Zunge.

Wundheitsgefühl der Zähne, Zahnschmerz beim Kauen. Zahnschmerz durch kalte Getränke, während den Menses; zu Ohr, Schläfe und Kopf ausstrahlend; besser durch Wärme. Pulsierende, reißende Zahnschmerzen.

Gefühl in Rachen und Kehlkopf, als würden sie auseinandergesprengt. Entzündung mit Hitze und Trockenheit. Gefühl eines Kloßes, der vom Magen zum Hals aufsteigt wie ein Globus hystericus, gebessert durch Aufstoßen. Würgen bei reichlichem Speichelfluß. Rauheit und Kratzen im Rachen. Ösophagusspasmus. Schweres und schmerzhaftes Schlucken. Brennen und Wundheit und Stechen im Rachen. Ulzera im Rachen.

Der Magen zeigt eine Vielfalt von Beschwerden. Große Angst. Angst, die vom Magen zur Wirbelsäule hin ausstrahlt, mit Herzklopfen. Heißhunger oder Appetitlosigkeit. Abneigung gegen die Nahrung, gegen Fleisch. Kältegefühl im Magen. Verlangen nach Saurem, Süßem, warmen Getränken. Die Verdauung ist schlecht, er „verdirbt sich leicht den Magen", mit Auftreibung infolge von Gasen. Leere- und Schwächegefühl im Magen. Hinfälligkeit. Aufstoßen nach dem Essen, bitter, leer, von Speisen, von saurer Flüssigkeit; Wasseransammlung im Mund. Völle nach dem Essen, Schwere nach dem Essen wie von einem Stein. Sodbrennen. Hartnäckigste Formen von akuter und chronischer Gastritis. Ekel vor dem Essen. Die meisten Beschwerden sind von starkem Brechreiz begleitet. Übelkeit bei Frost, nach kalten Getränken, bei Husten, nach dem Mittagessen, nach dem Essen, bei Kopfschmerzen, während den Menses und während Stuhlgang. Es heilte Brechreiz während der Schwangerschaft. Die Magenschmerzen werden als brennend, krampfend, schneidend, drückend, wund oder stechend beschrieben; sie treten besonders nachts auf und werden durch Essen und kalte Getränke verschlimmert, durch Wärme gebessert. Würgen beim Husten. Pulsieren im Magen. Engegefühl im Magen. Extremer Durst bei Fieber, nach warmen Getränken beim Frost. Bei chronischen Beschwerden ist das Mittel durstlos wie Arsenicum. Erbrechen von Galle, Speisen und Schleim, sauer, wäßrig; schlimmer morgens und nachts, beim Husten, nach Trinken von kaltem Wasser, nach dem Essen, bei Kopfschmerzen.

Kältegefühl im ganzen Abdomen; braucht viel Wärme. Auftreibung des Bauches nach dem Essen. Tympanie und Aszites. Blähbauch. Entzündung der Därme mit Ulkusbildung sowie des Peritoneums. Der Bauch ist nachts sehr schmerzhaft. Bauchschmerz beim Husten, während einer Diarrhö, nach dem Essen, während den Menses, beim Stuhlgang. Die Bauchschmerzen treten sämtlich anfallsweise und heftig auf, werden durch Wärme gemildert. Schmerz in Leber, Hypogastrium. Gallensteinkolik. Brennen im ganzen Bauch. Krampf vor dem Stuhlgang, beständiger Stuhldrang. Schneiden im Abdomen und der Leber. Druckschmerz in der Leber. Wundheit im Abdomen und der Leber. Stechen in Abdomen, Leber und Leiste. Pulsieren im Bauch. Großes Unbehagen im Bauch. Rumpeln vor dem Stuhlgang. Bauchmuskelzuckungen.

Verstopfung wechselt mit Diarrhö. Konstriktion des Anus. Heftige Diarrhö nachts, nach Mitternacht, nach kalten Getränken, nach dem Essen, nach Milch. Viel Schmerzen während und nach dem Stuhlgang. Unwillkürlicher Stuhlabgang. Jucken und Wundheit um den Anus. Hämorrhoiden und Blutung aus dem After. Äußere und innere Hämorrhoiden, schlimmer beim Gehen. Brennen wie durch ein glühendheißes Eisen, bei Hämorrhoiden und Diarrhö, während und nach dem Stuhlgang. Schneidende, drückende, wunde und stechende Schmerzen. Tenesmus während und nach Stuhlgang. Lähmung des Mastdarms und erfolgloser Stuhldrang. Katarrh des Kolon.

Der Stuhl ist ätzend, schwarz, blutig, braun, reichlich, schaumig oder spärlich, wäßrig, weiß und schaumig; oder hart, trocken, dunkel, knollig. Manchmal hell gefärbt, stinkend oder eitrig, gelb.

Blasenentzündung. Harnverhalten. Harndrang nachts, dauernd, häufig, erfolglos. Träufelnde oder schmerzhafte und erschwerte Miktion. Nykturie. Inkontinenz. Gefühl, nicht fertig geworden zu sein.

Nierenentzündung. Schneidender und stechender Schmerz. Schneiden entlang der Harnleiter. Das Mittel erwies sich als hilfreich bei Morbus Addison.

Hämorrhagie aus der Harnröhre, Brennen beim Wasserlassen.

Eiweißhaltiger Urin während der Schwangerschaft. Blutiger, brennender, wolkiger Urin. Urinfarbe schwärzlich, grünlich oder rot. Reichlicher Urin. Spärlicher Urin mit einem Häutchen auf der Oberfläche. Reichliches, schleimiges, eitriges, rotes Sediment. Das spezifische Gewicht ist erniedrigt. Der Urin ist wäßrig und klar.

Die Hoden sind hart, schmerzhaft und geschwollen. Samenergüsse. Kraftlose Erektionen.

Dieses Mittel hat erheblich der Entwicklung eines Uteruskarzinoms Einhalt geboten. Erwähnt wird es bei Blumenkohlgewächsen mit eitriger Absonderung. Jucken der Vulva. Leukorrhö, wundmachend, brennend, stinkend, eitrig, gelb; schlimmer nach den Menses. Menses fehlen, sind ätzend, hellrot, reichlich, häufig, stinkend, schmerzhaft, blaß, verlängert, spärlich, unterdrückt. Uterusblutungen. Brennen der Genitalien. Schmerz im Uterus. Stechen in den Ovarien. Prolapsus uteri.

Katarrh von Larynx und Trachea. Gefühl, daß Rachen und Kehlkopf auseinandergesprengt wurden. Trockenheit im Larynx. Roheitsgefühl, Wundheit und Kratzen im Kehlkopf. Heiserkeit, Stimmverlust.

Schnelle, ängstliche, nachts asthmatische Atmung, verschlimmert zwischen 2 und 3 Uhr. Dyspnoe abends und nachts, schlimmer zwischen 2 und 3 Uhr, beim Husten, bei Anstrengung, im Liegen, bei Bewegung, beim Gehen. Atmung rasselnd, kurz, erstickend, keuchend und pfeifend.

Morgenhusten mit reichlichem Auswurf und trockener Nachthusten bei kalten anämischen Patienten. Husten schlimmer nach Mitternacht, um 2 und um 3 Uhr. Der Husten ist hackend nachmittags und abends. Husten schlimmer in kalter Luft, bei Abkühlung, nach kalten Getränken; abends im Liegen und durch Bewegung. Husten tritt auf bei Frost, Fieber und bei Schnupfen. Manchmal ist es ein würgender, asthmatischer

Husten. Er ist krampfhaft und erstickend. Hustenreiz in Larynx und Trachea und hustet bis zur Erschöpfung.

Auswurf morgens und abends, blutig, reichlich, schwierig, grünlich, eitrig, zäh, gelblich. Er schmeckt bitter, widerlich, faulig oder süßlich.

In der Brust große Angst und Beklemmung. Das Mittel heilte hartnäckigen Brustkatarrh. Konstriktion von Brust und Herz. Pleuraerguß. Lungenblutung. Bronchitis. Endokarditis, Perikarditis, Pneumonie und Pleuritis. Kardiale und anämische Geräusche. Brust- und Herzbeklemmung. Ängstliches und heftiges Herzklopfen. Schwächegefühl in der Brust. Sehr wirksames Mittel bei drohender TBC, besonders auch bei Kavernen in der Lunge, und wenn der Patient trotz warmer Kleidung und im warmen Raum nicht warm werden kann. Wenn er auch im Sommer nicht warm werden kann; und wenn kalte Getränke viele Symptome hervorbringen. Der Brustschmerz wird schlimmer durch Husten, durch Inspiration. Er wird meistens in den Seiten der Brust und im Herzen gefühlt. Brennende, schneidende, wunde und stechende Schmerzen. Die stechenden Schmerzen sind schlimmer bei Husten und auf der linken Seite.

Der Rücken ist kalt und empfindlich gegen kalte Luft und Zug. Rückenschmerz bei Fieber und während den Menses. Schmerz in der Halsregion, an Schulterblättern und zwischen den Schultern. Schmerz in der Lendengegend und im Kreuzbein. Wehtun, zerschlagener, brennender, ziehender Rückenschmerz. Empfindliche Wirbelsäule, Rückensteifheit.

Kalte Hände und Füße. Kalte Füße abends im Bett. Kalte Glieder bei Fieber. Er hat die Knie angezogen infolge von Muskelkontraktionen und kann die Füße nicht bewegen. Verhornungen an Handtellern und Fußsohlen. Krämpfe in Oberschenkeln und Waden. Blaue Nägel bei Frost. Herpes auf den Schultern. Bläschen und Pickel auf den Extremitäten. Aufgesprungene Haut an Ellbogen und Handgelenken. Bläschen auf oberen Extremitäten. Pickel und Bläschen auf den Händen. Ausschläge an Ober- und Unterschenkeln. Bläschen an den Fußsohlen. Wundheit zwischen den Oberschenkeln. Ameisenlaufen der Glieder. Brennende Hitze der Füße. Schwere der unteren Extremitäten. Gefühllosigkeit der Finger. Jucken der Hände, unteren Extremitäten und Füße. Taubheit der Glieder, Hände, Finger und Füße. Rheumatische und neuralgische Schmerzen in den Gliedern während des Frosts, in kalter Luft, besser durch Wärme. Schulterschmerz. Ischias, nach unten ziehend. Schmerzen in Hüften, Oberschenkeln, Knien und Unterschenkeln. Schmerz im Knie wie zerschlagen. Brennen in Händen, Fingern, Füßen und Fußsohlen. Ziehen in den Untergliedern, Knien, Tibia und Füßen. Stechen in den Untergliedern, wenn die Unterschenkel kalt werden; besonders Knie, Füße und Fersen. Reißen in Schultern, Oberarmen, Ellbogen, Handgelenk, Hand, Fingern; auch in Hüfte, Oberschenkel, Unterschenkel und Fuß. Paralyse der Glieder der oberen und unteren Extremitäten. Fußschweiß. Unruhe in den Beinen. Steifheit der Knie. Ödeme der Hände, Knie, Unterschenkel und Füße. Spannung in der Kniekehle und den Beugesehnen. Zittern der Glieder. Zucken in den Oberschenkeln. Ulzera der Unterschenkel. Variköse Beinvenen. Schwäche aller Extremitäten, aber am meisten der Beine.

Der Schlaf ist stark gestört durch Träume. Träume: erotisch, angstvoll, von Toten, vom Tod, phantasievoll, von Feuer, furchtbar, von Unglück, lebhaft, Alpträume. Schläft spät ein. Schlaf unruhig; wälzt und dreht sich die ganze Nacht. Schläfrigkeit nachmittags und abends. Schlaflos vor Mitternacht, schlechter nach Mitternacht. Schläfrig, aber kann nicht schlafen. Falls er aufwacht, kann er nicht wieder einschlafen. Erwacht früh und kann nicht wieder einschlafen. Lästiges Gähnen.

Eine kalte Konstitution ist ein ausgeprägter Zug dieses Mittels. Intermittierendes Fieber mit Frost, Fieber und Schweiß. Frost zu jeder Zeit, aber meist nachmittags. Frösteln durch Trinken kalten Wassers, Gehen an frischer Luft und durch Bewegung. Keine sehr regelmäßige Periodizität. Frost mit Schweiß. Die Anfälle können täglich, drei- oder viertägig auftreten. Heftiger Schüttelfrost. Die Zeiten sind gewöhnlich 20 Uhr, 16 Uhr und 1 Uhr. Frost besser im warmen Zimmer. Fieber ohne Frost. Fieber mit Frösteln. Trockene äußerliche Hitze. Hitzewellen. Es war hilfreich bei hektischen Fiebern. Die Hitze ist intensiv. Innere Hitze mit äußerer Kälte. Schweiß fehlt oft. Sehr nützliches Mittel bei chronischen Wechselfiebern. Schwitzt reichlich nachts vor Schwäche oder wegen Fieber. Schwitzt beim Essen, bei leichter Anstrengung, von Bewegung und im Schlaf. Der Schweiß ist kalt und übelriechend. Wird der Schweiß durch Eintreten in einen feuchtkalten Raum oder Keller unterdrückt, manifestieren sich viele diesem Mittel eigenen Symptome.

Flecken auf der Haut. Brennende Stellen, die Haut brennt nach Kratzen. Kali arsenicosum ist ein ausgezeichnetes Mittel gegen die Ausdehnung einer malignen Erkrankung, wofür so oft die Mittelsymptome sprechen. Die Haut ist kalt. Schuppung, mit oder ohne Ausschläge. Die

Haut ist blaß, wächsern oder gelb. Leberflecken, rote Flecken und gelbe Flecken. Haut trocken und brennend. Kann nicht schwitzen. Die Symptome dieses Mittels sind oft mit Ausschlägen verbunden. Es hat feuchte und trockene Ausschläge. Blasen und blutige Ausschläge. Die Ausschläge brennen. Ausschläge, die kleieähnlich und pudrig, mehlig sind. Es hat oft Ekzem geheilt. Juckender, schuppender Herpes. Die Ausschläge jucken und brennen heftig. Sie sind schmerzhaft, breiten sich rasch aus und gehen oft in phagedänische Ulzera über. Psoriasis, muß kratzen, bis die Haut näßt. Pusteln. Flüchtige Rötung. Schorfige, schuppige Ausschläge. Stechen in der Haut nach Kratzen. Knötchenförmige Urtikaria. Bläschenausschlag. Nach dem Kratzen entstehen Bläschen. Erysipel kann, wenn die Symptome sich decken, geheilt werden. Intertrigo. Jucken beim Auskleiden und in der Bettwärme. Jucken, Brennen, Kribbeln, Stechen. Berührungsempfindlichkeit der Haut, wundes Gefühl bei Berührung. Stechen nach Kratzen. Ödematöse Schwellungen brennen. Schmerz in der Haut, als wenn sich ein Geschwür bildete. Ulzera; blutend, brennend, indolent, phagedänisch, eiternd, mit jauchig-blutigen Absonderungen, erhöhte Ränder. Warzen entstehen leicht.

Kali bichromicum

Die folgenden Symptome sind kürzlich von Kalium bichromicum geheilt worden. Sie sind in Allen's „Encyclopaedia of Pure Materia Medica", Band 5, Seite 237, zu finden:

Schwäche der Verdauung, so daß der Magen durch alles, außer mildesten Speisen, in Unordnung kam (Chromarbeiter).

Eingeklemmte Flatus im Magen und ganzen Unterbauch (Zlatarovich). Große Schwäche des Magens morgens (Lackner).

Leeregefühl im Magen, trotzdem appetitlos beim Mittagessen (Marenzetler).

Schwächegefühl im Magen vor dem Frühstück (R. Dudgeon).

Der Patient erwacht nachts mit großem Unbehagen im Magen, Wundheit und Empfindlichkeit an einer kleinen Stelle links vom Schwertfortsatz, sehr ähnlich dem Prüfungssymptom Drysdales. Plötzlich heftiger Magenschmerz, in der Vorderwand, brennend und zusammenziehend (Zlatarovich).

Derselbe Patient klagt über Völle nach dem ersten Bissen; er hatte schon Lycopodium eingenommen, ohne Erleichterung.

Schneiden wie von Messern und unfähig, Kartoffeln oder andere stärkehaltige Kost zu verdauen.

Es lagen hier keine katarrhalischen Symptome der Nase oder Brust vor, auch keine dicken, fadenziehenden, schleimigen Absonderungen, weshalb nicht an Kali bichromicum gedacht worden war. Allein die Magensymptome führten zu seiner Verordnung, da der Patient auch sonst keine wichtigen Symptome aufwies.

Die Erleichterung ist ausgeprägt, und ich denke, anhaltend.

Man wird feststellen, daß ich meistens von der Ausdrucksweise der Prüfer Gebrauch mache, da sie die Symptome des Patienten so vollkommen beschreibt.

Sieht man die Prüfung durch, so erhielt sie zusätzlichen Wert, indem der Patient daraus Symptome als seine Beschwerden benannte, die ihrerseits für das heilende Mittel bestimmend waren. Vor allem sind diese Prüfungen um so erforderlicher, von je mehr Prüfern sie stammen.

Kali muriaticum

Die Symptome dieses Mittels erscheinen morgens; vormittags; nachmittags; abends; *nachts;* vor Mitternacht; nach Mitternacht. Abneigung gegen frische Luft und zugluftempfindlich. Frische Luft verschlechtert viele Symptome. Eingeschlafenes Gefühl in einzelnen Körperteilen. Abneigung gegen Baden, was auch verschlechtert. Kälte verschlimmert allgemein; ebenso kalte Luft; Abkühlung; feucht-kaltes Wetter. Das Mittel erwies sich als brauchbar bei vielen Arten von Konvulsionen; bei klonischen; *epileptischen;* epileptiformen; innerlichen. Der Patient fühlt sich schlechter nach dem Essen und nach Anstrengung. Ohnmachtsanfälle. Schlechter durch kalte Speisen und Getränke sowie fette Speisen. Kribbeln vieler Körperteile. Völlegefühl. Leichtes Bluten überall; dunkles und geronnenes Blut. Inneres und äußeres Schweregefühl. *Verhärtung zahlreicher Gewebe;* der Drüsen; der Muskeln. Entzündungen mit Entzündungsfolgen; Infiltrate nach Entzündungen; Hepatisation nach Pneumonie. Ausgeprägte Mattigkeit. Verlangen, sich hinzulegen. Beschwerden nach Heben sowie Überanstrengung von Muskeln und Gelenken. Liegen verschlechtert viele Symptome; schlechter nach dem Liegen; beim Liegen im Bett; beim Liegen auf der rechten Seite; beim Liegen auf der schmerzhaften Seite; besser beim Liegen auf der schmerzfreien Seite. Schlimmer vor und *während* den Menses; durch Bewegung. Es treten vermehrt *zähe* und *milchig-weiße*, schleimige Absonderungen auf. Die Schmerzen sind beißend, wie gequetscht, brennend, *schneidend,* zwickend, zuckend, drückend, stechend. Stechende Schmerzen, nach außen, quer durch Drüsen, in *Muskeln*. Reißen in den Muskeln nach abwärts. Stechende und geschwürige Schmerzen.

Paralyse einseitig; von Organen. Puls voll, hart, intermittierend, unregelmäßig, langsam, klein, weich. Allgemeines Pulsieren. Deutliche Muskelerschlaffung. Aufstehen vom Sitzen erzeugt oder verschlechtert Symptome. Reiben bessert. Schmerzüberempfindlich. Beschwerden auf einer Seite, auf jeder Seite, meist *linksseitig*. Beschwerden im Sitzen schlimmer. Träge Patienten; schwache Reaktion; langsame Wiederherstellung; langsame Rekonvaleszenz. Schwellungen von Körperteilen, von Drüsen; Gefühl von Muskelspannung. Verschlechterung durch Berührung. Muskelzucken. Bettwärme verschlechtert einige Beschwerden. Schwäche des ganzen Körpers; morgens; abends; nach akuten katarrhalischen Erkrankungen; durch Gehen. Schlimmer bei feuchter Witterung.

Reizbarkeit und Zorn abends; Angst: abends; um Kleinigkeiten. Sie hat eine wahnhafte Idee, daß sie nicht essen dürfe. Unzufrieden und entmutigt. Geistesbenommenheit. Gefühlserregungen. Furcht, daß ihm etwas Übles widerfahre. Es wurde mit Erfolg bei Imbezillität angewandt. Gleichgültigkeit gegenüber allen Vergnügungen. Unentschlossenheit und Geisteskrankheit. Abscheu vor dem Leben. Stöhnen, MANIE. Eigensinn. Ruhelosigkeit. *Traurigkeit*. Schweigsam. Neigung, in vollständigem Schweigen dazusitzen. Sprechen im Schlaf. Bewußtlosigkeit in fortgeschrittenen Stadien von Gehirn- und Hirnhauterkrankungen. Schwindel; beim Aufstehen oder Bücken; beim Gehen.

Konstriktion der Kopfhaut. Reichliche, weiße Schuppen; Ekzeme. Schwere des Kopfes; der Stirn; im *Hinterkopf* mit Schmerzen in der Trachea und hartem Husten; Gefühl, als wäre der *Hinterkopf* voller Blei; Gefühl im Hinterkopf, als würde der Kopf nach hinten sinken; im Hinterkopf, mit hartem Husten. Gefühl, als säße das Gehirn lose; Gefühl von Bewegungen im Kopf. Kopfschmerz morgens beim Gehen; nachmittags; *abends;* in kalter Luft; im Freien; schlechter durch Haareaufbinden; nach dem Essen; paroxysmal; schlechter durch Druck; vom Bücken; von Berührung; schlechter beim Gehen; beim Gehen in frischer Luft; nach Genuß von Wein; besser durch Einhüllen des Kopfes. Stirnkopfschmerz. Hinterkopfschmerz, als ob ein Gewicht den Kopf auf dem Kissen festhielte (Opium). Schmerzen in den Seiten des Kopfes; in den Schläfen; bohrend, wie gequetscht, brennend in der Stirn; schneidend; nagend im Hinterkopf; zuckend. Druckschmerz im ganzen Kopf; in der Stirn nach außen; im *Hinterkopf;* in den Schläfen, nach außen. Schießender Kopfschmerz; im Hinterkopf. Stechender Kopfschmerz; schlimmer beim Bücken; in der Stirn; im *Hinterkopf;* in den Seiten; in den Schläfen. Betäubender Kopfschmerz. Reißender Kopfschmerz; in Stirn; im Hinterkopf und Seiten des Hinterkopfes; in den *Seiten* des Kopfes; in den Schläfen; auf dem *Scheitel.* KOPFSCHWEISS. Schläge im Kopf. Pulsieren im Kopf.

Augen: Katarrhalische Absonderungen, milchig-weißer Schleim, grünlicher oder gelber Eiter. Entzündung der Bindehaut mit Verdickung; PUSTELN; der *Hornhaut.* Brennen in den Augen; in den Augenwinkeln. Druck. Schmerz wie von Sand in den Augen. STECHEN in den Augen. Photophobie. Hervorstehen der Augen. Rötung abends, mit Schmerz. Stierender Blick. Geschwollene Lider. Zucken der inneren Augenwinkel. Bläschen auf der Hornhaut. Trübsehen. Doppeltsehen. Lichterscheinungen vor den Augen beim Husten oder Niesen.

Verschluß der Tuba Eustachii. Milchig-weiße Schleimabsonderung aus den Ohren. Trockener Mittelohrkatarrh; die Ohren sind heiß. Stechen in den Ohren. Geräusche: Summen, Knacken beim Schneuzen und Schlucken; Brummen; Widerhallen; Klingen; Brausen; Singen; Schnappen; Ticken; Zischen. Ohrschmerz; hinter dem Ohr; ziehend; drückend; *stechend;* stechend hinter dem Ohr; reißend; Reißen hinter dem Ohr. Pulsieren hinter dem Ohr. Kribbeln in den Ohren. Zucken; geschärftes Gehör; für Lärm; für Stimmen; schwerhörig.

Nasenkatarrh; Absonderung reichlich; *wundmachend;* eitrig; dick; *weiß; milchig-weiß;* zäh; gelb; postnasal. *Schnupfen*; mit Husten; fließend; trocken; *dicke* und *milchig-weiße* Absonderung. Trockenheit in der Nase. Nasenbluten nachmittags; abends. Jucken in der Nase. Nase ist verstopft mit Schleim. Häufiges Niesen.

Epitheliome der Lippen und Lupus des Gesichts. Das Gesicht ist bläulich; blaß; rot. Trockenheit der Lippen. Ausschläge im Gesicht; auf den Wangen; Lippen; *um den Mund;* Pickel. Kranker, leidender Gesichtsausdruck. Hitzewellen im Gesicht. Das Gesicht ist heiß. Gesichtsschmerz; schlechter rechtsseitig; ziehend; *stechend; reißend.* Lähmung des Gesichts. Schweiß. *Eingefallenes Gesicht.* Schmerzhaftes, geschwollenes Gesicht; Lippen; Kieferdrüsen. Spannung. Zucken. Ulzerationen des Gesichts; der Lippen.

Aphthen im Mund bei Kindern und stillenden Müttern. Zahnfleischbluten. Zahnfleischabszesse. Die Zunge ist rot oder *weiß.* Trockenheit von Mund und Zunge. Hitzegefühl im Mund. Entzündung von Zahnfleisch und Zunge. *Landkartenzunge. Milchig-weißer Schleim im Mund.* Übelriechender Mundgeruch, sogar *faulig.* Brennen von Mund und Zunge. Wundheit von Zahnfleisch und Zunge. *Skorbutisches Zahnfleisch.* Speichelfluß. Sprachverlust. Schwellung von Zahnfleisch und Zunge. Geschmack: *schlecht; bitter;* metallisch; *faulig; salzig; sauer; süßlich.* Geschwüre von *Mund* und Zunge; *syphilitisch.* Bläschen im Mund. Zähne stumpf, locker. Zahnschmerz; stechend.

Der Rachen ist trocken und rot mit Würgen. Hitzegefühl im Rachen und viel Schleim. Entzündung des Rachens; der Tonsillen; *chronisch.* Weißes Exsudat im Rachen, graue Flecken. Das Mittel hat oft Diphtherie geheilt. SCHLEIM; ZÄH; dick; *milchig-weiß;* bedeckt den Pharynx; anhaftend. Halsschmerz; beim Schlucken; brennend; drückend; Roheit; *wund.* Kratzen im Rachen. Schlucken sehr erschwert. Schwellung im Rachen; der *Tonsillen;* Uvula, ödematös; Parotis. Rachenulzera.

Angstgefühl im Magen. Appetit vermindert oder gänzlich fehlend, oder vermehrt, sogar heißhungrig, nach dem Essen. Abneigung gegen Speisen; Fleisch. Konstriktion des Magens. Leere des Magens, nicht gebessert durch Essen. Aufstoßen; nach dem Essen; wirkungslos; bitter; leer; von Speisen, sauer; Aufschwulken von Wasser. Hitzewellen; Sodbrennen und Völlegefühl. Gefühl eines Gewichtes im Magen, schlimmer nachts. Schluckauf. Gastritis. Abscheu vor dem Essen. Brechreiz nach Fett und schweren Speisen. Übelkeit und Frostschauer. Magenschmerzen; quälend; brennend; schneidend; drückend mit Leere; wund bei Berührung; stechend. Spannung. Extremer Durst; während Frost. Erbrechen; von Galle; Blut; *Speisen; Schleim,* milchig-weiß und dunkelgrün; Morgendiarrhö mit Erbrechen von weißem Schleim; plötzlich; unaufhörlich.

Auftreibung im Abdomen nach dem Essen. *Leere.* Aszites. Splenomegalie. Flatulenz; tagsüber; nachmittags; nachts; verhindert den Schlaf. VÖLLE; NACH DEM ESSEN. Bauchschmerz; nachts; kolikartig, zwickend, bei Diarrhö; nach dem Essen; als ob die Menses einsetzt; vor und *während* Stuhlgang; im Hypochondrium, besonders im rechten; Brennen im rechten Hypochondrium. Bauchkrämpfe; vor dem Stuhlgang; im Hypogastrium bei Diarrhö. Schneiden im Bauch; Nabelgegend. Druck in den Hypochondrien; im rechten, besser durch Abgang von Gasen. Wunder, wie zerschlagener Schmerz des Abdomen; des rechten Hypochondriums, in der Leistengegend. Rumpeln vor Stuhlgang. Spannung im Bauch.

Verstopfung; erschwerter Stuhlgang; durch Rektuminaktivität. Der Stuhl ist trocken, *hart,* groß, hell, lehmfarben. Diarrhö; schmerzhaft, morgens; abends; nach Fett. Der Stuhl ist wundmachend; blutiger Schleim; reichlich; grün; übelriechend; wäßrig; weißer Schleim. Dysenterie mit Schleimstuhl oder reinem Blut. Flatus bei Diarrhö. *Kribbeln am After.* Blutung aus dem Rektum. Hämorrhoiden; kongestiv; *äußerlich;* groß; WUND; schlimmer beim Gehen. Unwillkürliche Stühle; bei Gasabgang. Afterjucken; *nach Stuhlgang.* Schmerz in Rektum und Anus; während und nach Stuhlgang. Brennen während und *nach Stuhl.* Drücken im After. WUNDHEIT; *nach Stuhlgang;* Tenesmus. Rektumparalyse. Stuhldrang bei normalem Stuhl; beständig.

Blasenkatarrh mit viel Schleim im Urin. Harnverhalten. Harndrang; nachts; beständig; *häufig;* erfolglos. Urinieren *tröpfelnd;* schwacher Strahl; häufig, nachts, unwillkürlich nachts; verzögert. Muß lange pressen, bis Urin kommt. Nephritis. Nierenschmerzen. Harnunterdrückung. Das Mittel wurde viel angewandt bei chronischer Gonorrhö mit milchig-schleimiger Absonderung. Es heilte heftige schmerzhafte Erektionen. Jucken der Urethra. Brennen und Schneiden beim Wasserlassen. Urin: eiweißhaltig; schwärzlich; grünlich-schwärzlich; *blutig;* brennend; wolkig; dunkel; blaß; rot; reichlich nachts; spärlich; enthält Zucker; dick.

Entzündung der Glans penis und der Hoden. Hodenverhärtung. Lästige Erektionen, heftig. Stechen des Skrotums. Ziehender Schmerz in den Hoden. Pollutionen. Ulzera am Penis; Schanker.

Leukorrhö: wundmachend, MILCHIG, weiß; ZÄH. Menses hellrot; klumpig; *häufig;* spät; schmerzhaft. Metrorrhagie. Wehenartige Unterleibsschmerzen.

Reizung des Larynx; Entzündung; Trockenheit; Krupp. Schleim im Larynx; DICK; MILCHIG. Der Kehlkopf ist berührungsempfindlich. Kitzel im Kehlkopf. Heiserkeit; schließlich Verlust der Stimme. Atmung beschleunigt; *asthmatisch;* tief; *erschwert;* rasselnd; schnarchend. Husten tags und nachts; asthmatisch; bellend; durch tiefes Atmen; wie bei Krupp; trocken; hackend; nach dem Essen; rauh; durch Reiz in Kehlkopf und Trachea; lose; anfallsweise; quälend; kurz; heftig; Keuchhusten. Auswurf: morgens; blutig; schleimig; weiß; grau; *milchig-weiß;* gelb.

Katarrh der Brust und Herzangst. Kältegefühl in der Herzregion. Kongestionen und Hitzewallungen in der Brust. Konstriktion der Brust; des Herzens; wie von Schwefeldämpfen. Lungenblutung. Hepatisation nach Pneumonie. *Bronchitis. Pneumonie. Pleuritis. Brustbeklemmung.* Schmerzen in der Brust; beim Atmen; in den Seiten, beim Atmen; am Herzen; *schneidend;* drückend; *Wundheit.* Stechen, beim Atmen. Herzstiche. Heftiges Herzklopfen.

Kälte im Rücken. Stechen im Rücken. Rückenschmerzen; beim Atmen; besser im Liegen; im Sitzen; im Stehen; beim Gehen; Schmerz zwischen den Schulterblättern. Schmerz in der Lumbalregion; besser im Liegen; im Sitzen und Stehen. Schmerz im *Sakrum;* besser im Liegen. Schmerz im Steißbein. Quälender Rückenschmerz; Lumbalregion; Sakrum. Brennen im Rücken. Ziehender Schmerz in Lumbalregion; im Sakrum. Blitzartige Schmerzen vom Kreuz zu den Füßen, muß aus dem Bett aufstehen und sich hinsetzen. Drückende Rückenschmerzen; Lumbalregion. Stechende Schmerzen; in den Schulterblättern; im Sakrum.

Kalte Glieder; HÄNDE; *Füße.* Knacken in den Gelenken und den Sehnen des Handrückens. *Krämpfe* in den GLIEDMASSEN; Oberschenkel; UNTERSCHENKEL. Ausschläge der Gliedmaßen; Pickel; Bläschen. Hitze der Hände und Füße; brennende Fußsohlen. Gliederschmerzen; nächtlich; rheumatisch; schlechter durch Bettwärme; rheumatische Gelenkschmerzen; linke Schulter und Ellbogen. Ziehende Schmerzen im Handgelenk; in Oberschenkeln; Knien; Unterschenkeln. Drückende Schulterschmerzen. Stechende Schmerzen in Knien; Unterschenkeln. Reißender Schmerz in Schultern, Händen, Fingern, Oberschenkeln; schlechter durch Bettwärme; in *Knie; Waden.* Einseitige Paralyse; Fußschweiß, kalt. Steife der Knie. Schwellung der Unterschenkel, Knöchel; ödematös. Spannung in Knie; Waden. Gliederzucken; in den *Oberschenkeln*. Ulzera an den Unterschenkeln; Warzen an den Händen. Gliederschwäche der Oberschenkel.

Träume erotisch; *ängstlich;* vom Tod; von früheren Geschehnissen; furchtbar; von Unglück; verdrießlich; erfreulich; lebhaft. Unruhiger Schlaf. Schläfrigkeit nachmittags; abends; nach dem Mittagessen, *nach dem Essen*. Schlaflos die ganze Nacht. Frühes Erwachen.

Frost morgens; nachmittags; abends; *an frischer Luft;* im Bett; Frösteln abends; äußerliche Kälte; Schüttelfrost. Fieber abends im Bett. Schweiß morgens; *nachts;* um Mitternacht.

Brennen oder Kälte der Haut. Trockenheit. Ausschläge; Ekzeme; Herpes; Pickel; schorfig; schuppig; weiße, dünne, kleieähnliche Schuppen; Bläschen; Ikterus. Erysipel. Exkoriationen; Intertrigo. Kribbeln. Jucken, abends im Bett; nachts; Brennen; Kribbeln; besser *beim Kratzen*; stechend. Ulzera brennend; eiternd, Warzen.

Kali silicicum

Kaliumsilikat ist ein sehr tiefwirkendes Mittel. Einige Symptome verschlimmern sich oder entstehen morgens, nur wenige vormittags und nachmittags, viele abends und sehr viele *nachts*, besonders *nach Mitternacht*. Abneigung gegen frische Luft und Verschlechterung durch frische Luft und Zug. Er fürchtet das Baden, welches verschlechtert. Er ist *empfindlich gegen kaltes Wasser und schlechter bei Abkühlung*. Nach Abkühlung treten Beschwerden auf; schlimmer im kalten Zimmer und bei trockenkalter Witterung; naß-kaltes Wetter verschlechtert ebenfalls. Er erkältet sich leicht. Nach dem Essen verschlimmern sich alle Beschwerden; schlimmer nach leichter Anstrengung. Ohnmacht, *Abmagerung*. Verschlimmerung nach *kalten Getränken*, kalten Speisen, Milch und fetten Speisen. Kriechendes Gefühl am ganzen Körper, besonders an den Extremitäten. Drüsen- und Muskelverhärtung. Seine schmerzenden Partien sind sehr empfindlich gegen Erschütterung. Beständige, sehr ausgeprägte Mattigkeit. Verlangen, *sich die ganze Zeit hinzulegen*. Nach Muskelanstrengung dauert die Schwäche lange an. Er fürchtet, sich zu bewegen und zu gehen, und es wird von Bewegung schlechter.

Vermehrte Sekretion aller Schleimhäute. Das Blut steigt vom Körper in den Kopf. Stechende, reißende Schmerzen an zahlreichen Stellen, wenn der Schweiß durch Luftzug oder unzureichende Kleidung unterdrückt wird, leidet er; Verschlechterung durch Druck und sehr berührungsempfindlich.

Pulsieren in Kopf und Gliedern; Steifheit am ganzen Körper und in den Gliedern; er zittert überall, besonders am Bauch; Muskelzucken. *Abdecken verschlimmert* alle *Symptome;* schlechter beim Gehen und Schnellgehen. Große Schwäche morgens beim Erwachen, wie auch abends; nach dem Essen und nach Gehen. *Müdigkeit.* Verschlechterung im Winter, bei kaltem Wetter und besser im Sommer.

Zerstreutheit, leicht verärgert durch Kleinigkeiten; Angst abends im Bett und nachts; mit Furcht; nach dem Essen; um seine Gesundheit; während den Menses; wegen Kleinigkeiten; kapriziös. Sehr wirksam bei Schulkindern, die ihre Lektionen nicht lernen können. Schwierige Konzentration; hat sein Selbstvertrauen in eigene Fähigkeiten verloren. Geistesverwirrung morgens beim Aufstehen, abends, *nach geistiger Anstrengung,* im Sitzen. Trost verschlechtert die Geistessymptome. Wiedersprechend und feige. Sein Geist ist voll von Phantasien: von Toten; wahnhafte Einbildungen; sieht nachts Gestalten, furchtbare Geister und Diebe. Er ist unzufrieden und entmutigt. Stumpfsinn beim Lesen und Schreiben; morgens beim Erwachen. Viel Aufregung. Geistige Anstrengung verschlechtert viele Symptome. Furcht mit Angst; Furcht und Abneigung vor der Arbeit; leicht erschreckt; vergeßlich und unachtsam, ähnlich wie bei Imbezillität; viele hysterische Manifestationen. Er ist sehr ungeduldig, gleichgültig gegenüber Freunden und Vergnügen; er kann sich an nichts freuen. *Unentschiedenheit.* Es scheint ihn nicht zu bekümmern, wie die Dinge laufen, eines ist so gut wie das andere. Er hat keine Meinungen über anstehende Fragen. Extrem reizbar; schlimmer morgens und abends; *schlimmer nach Koitus;* durch jeden Versuch, ihn zu trösten. Sehr schwaches Gedächtnis; Sprach- und Wortfehler; falsche Wortstellungen im Satz. Sehr eigensinnig, ständig wechselnde Stimmungen. *Geistige Erschöpfung.* Große Unruhe nachts. Sehr traurig morgens. Zeitweise scheint es, als verlöre er den Verstand. Zeitweise sehr geräuschempfindlich. Kaliumsilikat erwies sich als sehr nützlich, wenn die Symptome eine Folge sexueller Exzesse waren. Möchte still herumsitzen und nichts tun; *sehr unaufgelegt zu Arbeit.* Fährt leicht auf, durch Schreck, durch Geräusch, beim Einschlafen, durch Berührung. Ausgeprägte Schüchternheit. Abneigung gegen Unterhaltung. Spricht im Schlaf. Viel Weinen; Weinen abends und nachts; Weinen im Schlaf. Schwache Willenskraft; Abneigung gegen geistige Betätigung.

Schwindel morgens, nachmittags, abends; Tendenz, nach rückwärts zu fallen; Schwindel bei Kopfschmerz, wie betrunken; man muß sich hinlegen; Schwindel mit Übelkeit; Gegenstände drehen sich im Kreis; fast beständiger Schwindel; während Aufstehen; im *Sitzen*, beim *Bücken*, beim Gehen, beim Gehen an frischer Luft. Kälte des Kopfes, am Scheitel; der Kopf ist kälteempfindlich und muß bedeckt sein. Kochendes Gefühl im Gehirn; Anämie des Gehirns; Kongestion des Kopfes nachts beim Husten; Zusammenziehen der Kopfhaut, besonders an der Stirn. Ausschlag am Haaransatz, am Hinterkopf, nässend, ähnlich einem Ekzem; Völle im Kopf und Haarausfall; Hitze im ganzen Kopf; schlechter in der Stirn; Schwere in der Stirn morgens; Gefühl, als bewege sich etwas im Kopf; Kopfschmerzen *morgens,* nachmittags, abends, *nachts, nach Mitternacht;* Schmerz schlechter in kalter Luft und von einem Luftzug, *nach dem Koitus,* wenn der Kopft abkühlt; durch Schnupfen; nach dem Essen; wenn hungrig; wenn überhitzt; *schlimmer durch Erschütterung;* durch Licht; durch *geistige Anstrengung*; Bewegung; Bewegung von Kopf oder Augen; Geräuschen während den Menses. Er muß sich hinlegen. *Wärmeanwendungen bessern.* Die Schmerzen sind pulsierend, treten periodisch und anfallsweise auf; Kopfweh nach sexuellen Exzessen; schlechter nach dem Schlafen; durch schweres Auftreten; *Bücken; Anstrengung der Augen.* Der Kopfschmerz ist heftig, Verschlimmerung durch Berührung und beim Gehen; *Einhüllen des Kopfes bessert.* Stirnkopfschmerz tagsüber, morgens, *nachmittags,* abends, nachts, über den Augen; Schmerz im Hinterkopf, in den Seiten des Kopfes, schlimmer rechts; in den Schläfen. Bohrender Stirnkopfschmerz; Kopfschmerz wie zerschlagen im ganzen Kopf; berstender Stirnkopfschmerz; ziehender Schmerz im ganzen Kopf und in der *Stirn*; drückende Schmerzen; nach außen drückend; in der Stirn, *nach außen drückend, über den Augen,* Hinterkopf, Schläfen, Scheitel. Schießende Schmerzen in Stirn und Hinterkopf; *stechende Schmerzen im Kopf,* Stirn, Hinterkopf, Kopfseiten und Schläfen; betäubende Kopfschmerzen; reißende Kopfschmerzen, Stirn, Hinterkopf, Hinterkopf seitlich, *Kopfseiten, Schläfen* und Scheitel. Schweiß des ganzen Kopfes; Stirnschweiß. Pulsieren im Kopf, in der Stirn. Gefühl von Schütteln oder Zittern im Gehirn; Entblößen des Kopfes in kalter Luft provoziert viele Symptome.

Die Lider sind morgens verklebt. Das Mittel heilte Katarakt. Dicke und gelbe Augenabsonderungen; Trockenheit in den Augen; Ekzeme um die Augen herum und in den Augenbrauen; die Augen fühlen sich heiß an; Augenentzündung; Konjunktivitis, Lidentzündung; psorische Augenbeschwerden; injizierte Konjunktivalgefäße; Tränenfluß in kalter Luft. Das Mittel heilte Hornhauttrübung. Augenschmerzen, am meisten rechts, besser von Wärme; *brennend, drückend, stechend,* reißend; wie von Sand in den Augen. Das Mittel heilte Optikusparalyse. Ausgeprägte Photophobie bei Tageslicht; Rötung der Augen; Flecken auf der Hornhaut; auffallend geschwollene Lider. Hornhautgeschwüre; schwache Augen. Im Gesichtsfeld treten zahlreiche Farben auf; *treibende Flecken* und schwarze Fliegen; dunkle Farben, gelbe. Trübes Sehen. *Blendung.* Beschwerden durch *überanstrengtes Sehen.* Flimmern vor den Augen; meint, er werde blind; Funken vor den Augen und schwaches Sehen.

Blutige, übelriechende, eitrige, *dicke, gelbe* Ohrabsonderungen. Schorfiger Ausschlag hinter den Ohren; flatterndes Gefühl in den Ohren; heiße Ohren; Mittelohrentzündung; intensives Jucken tief im Ohr. Ohrgeräusche, mit Schwindel: Flattern, Klingen, *Brausen.* Ohrenschmerzen, meist rechts, besser durch Wärme; Schmerz hinter dem Ohr und tief im Ohr; Schmerz weh, bohrend, krampfartig; ziehend; *stechend; reißend;* ziehend und reißend hinter dem Ohr. Pulsieren tief im Ohr; Verstopfungsgefühl; Ulzeration im Ohr. Gehör zunächst überempfindlich auf Geräusch, später abgeschwächt. Das Mittel heilte Taubheit infolge Katarrh der Eustachischen Tube und des Mittelohrs.

Nasenkatarrh und Retronasalkatarrh bei frostigen Leuten, die schwach sind und sich still und ruhig verhalten wollen. Sehr stinkendes Nasensekret, übelriechender Atem bei Syphilitikern; blutige, krustige, scharfe, *grünliche,* eitrige, dicke, gelbe Absonderungen. Er hat häufig Schnupfen, da er sich leicht ständig erkältet. Trockene Nase; Nasenbluten beim Schneuzen; Jucken tief in der Nase, wo sich viel Schorf bildet; Nase beständig verstopft; Schmerzen in Nase und Nasenknochen; starke Wundheit in der Nase; Brennen in der Nase. Zunächst ausgeprägter, dann verminderter und schließlich fehlender Geruchssinn. Häufiges, heftiges Niesen; die Nase ist erheblich geschwollen; starke inseitige Schwellung der Nase; Ulzeration in der Nase.

Verfärbung des Gesichts; bläulich, rot, blaß; umschriebene Wangenrötung; ikterische Gesichtsfarbe; die Lippen sind trocken und aufgesprungen; das Gesicht sieht kränklich aus, ist verzogen und zeigt einen *leidenden Ausdruck.* Gesicht, Kinn, Lippen, Oberlippe, Mundumgebung, Nase und zum Hals hinunter sind von einem nässendem Ekzem bedeckt. Sie sah gräßlich aus, und ihre Freunde mieden sie alle. Sie fühlte sich nur in einem sehr warmen Zimmer wohl. Herpes und Pickel im Gesicht. Verhärtete Parotis; Parotitis. Jucken im Gesicht. Ziehender, stechender und reißender Gesichtsschmerz. Viel Gesichtsschweiß. Wangen, Lippen, Parotis und Submaxillarisdrüsen sind geschwollen. Lippenulzera; harte Krusten bilden sich immer wieder auf der Unterlippe.

Trockener Mund ohne Durst; Zahnfleischbluten und weißbelegte Zunge; Aphthen im Mund; es bildet sich viel Schleim im Mund; übler Mundgeruch. Die Zunge ist sehr wund. Reichlicher Speichelfluß; Schwellung von Zahnfleisch und Zunge; Geschmack schlecht, bitter morgens, blutig, sauer.

Trockener Rachen mit viel Schleim; Gefühl eines Klumpens im Rachen. Stechender Schluckschmerz; Brennen, Roheit und Wundheit im Rachen; starke Schwellung von Rachen und Mandeln sowie erschwertes Schlucken. Geschwollene Halsdrüsen.

Angstgefühl im Magen mit Abneigung gegen Speisen, besonders Fleisch; Heißhunger; völlige Appetitlosigkeit; Kältegefühl im Magen; sehr störendes Aufstoßen, schlimmer nach dem Essen; bitter, leer, sauer, Aufschwulken von Wasser; Aufstoßen bessert die Magensymptome. Sodbrennen und Völlegefühl; Schluckauf und Gewicht im Magen. Ekel vor Speisen. Übelkeit nach dem Essen und bei Kopfschmerz; mit Schwindel. Magenschmerzen nachts, nach dem Essen; Magenschmerzen schneidend, brennend, krampfartig, nagend, *drückend,* stechend; wund, wie zerschlagen; Druck im Magen nach dem Essen; Pulsieren im Magen nach dem Essen; Würgen beim Husten. Engegefühl im Magen durch Meteorismus. Durst bei Frösteln und Fieber; extremer Durst. Erbrechen nachts und morgens; von Galle, Speisen, Schleim, wäßriger Flüssigkeit; Erbrechen beim Husten, nach Trinken von *kaltem Wasser, nach dem Essen* und bei Kopfschmerz.

Blähbauch nach dem Essen mit eingesperrten Gasen; Völle, Härte und Schwere im Bauch; große Hitze im Bauch; Bauchschmerz nachts, beim Husten, nach dem Essen, vor und während den Menses, nach Stuhlgang; Wärme bessert. Schmerz im rechten Oberbauch, im Unterbauch, in Leistengegend und Leber; Bauchschmerz brennend, krampfend, *schneidend, drückend, stechend und reißend;* drückender und stechender Leberschmerz. Rumpeln und Enge im Bauch. *Verstopfung bei sehr schwierigem Stuhlabgang;* schwer abgehender weicher Stuhl, unzureichender Stuhl. Verstopfung während den Menses; *harter, trockener, knotiger, voluminöser,* heller Stuhl. Morgendliche und nächtliche Diarrhö; schmerzhafte Diarrhö während den Menses, mit blutigen, häufigen, eitrigen, übelriechenden, wäßrigen Entleerungen; Dysenterie mit spärlichem Schleim, eitrigem und blutigem Stuhl; Anuskonstriktion; das Mittel heilte Analfistel. Blähungsabgang bessert; Kribbeln am After. Heraustretende Hämorrhoiden, die ulzerieren und bluten. Inaktivität des Rektums; Afterjucken nach dem Stuhlgang; erfolgloser Stuhldrang; Afterschmerz während des Stuhlgangs; brennend während und nach Stuhl; Brennen nach einem harten Stuhl. Extreme Wundheit; brennend nach hartem Stuhl. *Schneidende,* drückende, stechende Afterschmerzen. Tenesmus. *Extreme Wundheit* im After.

Blasenkatarrh, Wolkiger, roter, reichlicher oder spärlicher Urin mit viel schleimigem Sediment. Druckschmerz in der Blase; Urindrang; nachts, beständig, häufig, erfolglos; tröpfelnde Miktion; häufiges Urinieren nachts; schwacher Strahl, kann die Blase nicht ganz entleeren; langsamer Start; hat das Gefühl, nicht fertig zu sein; unwillkürlicher Harnabgang nachts. Brennen in der Harnröhre beim Wasserlassen.

Erektionen morgens und nachts, schmerzhaft, störend bis heftig; ohne Verlangen; Hodenverhärtung; Skrotaljucken; *Samenergüsse.* Sexualtrieb erst vermehrt, dann vermindert, später fehlend; Hodenschwellung.

Ausschlag und Jucken der Vulva. Leukorrhö; *wundmachend* und *gelb;* schlimmer nach den Menses. Menses hellrot, reichlich, *häufig, intermittierend, spät, übelriechend,* schmerzhaft, blaß, spärlich, kurz, *unterdrückt;* Metrorrhagie zwischen den Perioden; Senkungsgefühl im Becken; Brennen in den Genitalien; wehenartige Schmerzen bei den Menses; Wundheitsgefühl in den Genitalien. Uterusprolaps.

Katarrh der Luftwege; Reizung von Larynx und Trachea; viel Schleim in den Luftwegen, besonders im Larynx; Kratzen im Larynx, Kitzel in Larynx und Trachea. Die Stimme ist heiser und rauh. Das Mittel ist sehr nützlich bei Asthma. Schwierige Atmung infolge Anstrengung, im Liegen und bei Husten; Rasseln in der Brust; kurzes, erstickendes, pfeifendes Atmen; Husten tagsüber, morgens, vormittags, abends, am stärksten und anhaltend nachts; Husten schlimmer nach dem Essen; bei Fieber und im Liegen; der Husten ist asthmatisch und erstickend, quälend und spastisch; trockener Husten nachts; hackender Husten nachts; durch Hustenreiz in Larynx und Trachea; Husten durch Kitzeln in

Larynx und Trachea; Husten heftig, reichlich, spastisch und anfallsweise, wie Keuchhusten. Morgendlicher blutiger, grünlicher, schleimiger, *eitriger* oder eiterähnlicher, schwieriger, *zäher* und *gelber* Auswurf. *Brustkatarrh;* Lungenabszeß; Achselabszeß; Brustenge. Pleuraerguß. Hohlheitsgefühl in der Brust; Lungenhämorrhagie; chronische Bronchitis; Gewicht auf der Brust; Brustschmerz durch Husten bei tiefer Inspiration; Schmerz in den Seiten der Brust bei tiefer Inspiration; Schmerz brennend, drückend, stechend. Roheit beim Husten, Wundheit in der Brust, Stechen beim Husten und Einatmen, zum Rücken ausstrahlend; Stechen in den Seiten der Brust beim Atmen; Stechen in den Mammae. Reißender Schmerz in der Brustwand. Herzklopfen bei Erregung und leichter Anstrengung. Das Mittel hat sich bei Schwindsucht als äußerst nützlich erwiesen. Achseldrüsenschwellung. Großes Schwächegefühl in der Brust wie bei Stannum.

Der Rücken fühlt sich kalt an. Jucken. Juckreiz des Rückens. Rückenschmerzen *während den Menses,* im Sitzen und beim Bücken; Nackenschmerzen, Schmerzen zwischen den Schulterblättern, in der *Lumbalgegend* und am Sakrum. Steißbeinschmerz; die ganze Wirbelsäule schmerzt. Quälender Schmerz in Lendengegend und Kreuzbein; Brennen in der Lumbalregion; Ziehen in Zervikalregion, Lumbalregion und am Sakrum; drückender Lendenschmerz. Die Wirbelsäule ist wie wund. Stechender Schmerz in Schulterblättern, *Lendengegend* und Sakrum; Reißen in der Halsregion; Nackensteife; Spannung im Rücken; Schwäche der Lumbalregion.

Bei Arbeiten in Kaltwasser springen die Hände auf; kalte Hände und Füße; Hand- und Wadenkrämpfe. Bläschenförmige Ausschläge an den Händen; Pickel an den Beinen; viele Ausschläge an den Oberschenkeln. Panaritien. Heiße Hände. Deutliche Schwere in Beinen, Unterschenkeln und Füßen. *Hüftgelenksleiden.* Jucken der Arme, Hände und Handflächen; Jucken der Beine, Oberschenkel und Unterschenkel. Muskelzucken der Beine; Taubheit der Arme, Hände und Finger; der Beine, Unterschenkel und Füße. Gliederschmerz bei Frost, besser durch Wärme. Rheumatische Gliederschmerzen; starke Gelenkschmerzen; gichtische Gelenkschmerzen; Schmerz in Schulter und Fingern, Hüften, Oberschenkeln und Knien; Ischialgie. Schmerzende Beine; brennende Fußsohlen; ziehende Gliederschmerzen; Arme, Schulter, Ellbogen, Unterarm, Handgelenk, Hände, Finger, Beine, Oberschenkel, Knie, Unterschenkel, Knöchel, Füße; drückender Schmerz in den Oberschenkeln; wunder Zerschlagenheitsschmerz in allen Gliedern; Armen, Beinen, Hüfte, Unterschenkeln; Verstauchungsgefühl in allen Gelenken; stechende Schmerzen in allen Gliedern und Gelenken, Stechen in Schulter, Oberarm, Handgelenk, Hand, Finger; Stechen in Oberschenkeln, Knien, Unterschenkeln, Knöchel, *Fuß, Ferse,* Zehen, Großzehe; reißende Schmerzen in den ganzen Gliedern und allen Gelenken. Reißende Schmerzen in Schultern, Oberarm, Ellbogen, Unterarm, Handgelenk, Hand, Fingern, Fingergelenken; Reißen in Hüfte, Oberschenkel, Knie, Unterschenkel, Wade, Knöchel, Füßen, Sohlen, Zehen, Großzehe. Paralyse der Arme und *Beine*. Schweiß der Handflächen; profus, kalt. *Übelriechender* Fußschweiß und Schweiß zwischen den Zehen. Steifheit der Gelenke, Schulter, Knie; Schwellung der Füße, Unterschenkel und Knie; Spannung in Knien und Waden. Allgemeines Gliederzittern von Händen und Unterschenkeln; Zucken der ganzen Glieder, *Oberschenkel.* Ulzera an den Unterschenkeln; Schwäche der Gelenke, Oberschenkel, Knie und Knöchel.

Träume: *ängstlich;* von Toten; vom Tod; von Ereignissen des Vortages; schrecklich, phantastisch, von Feuer, *schrecklich,* von Geistern, Alpträume, visionäre Träume; lebhaft, von Wasser. Ruheloser Schlaf; Schläfrigkeit nachmittags, *abends,* nach dem Mittagessen. Schlaflos vor Mitternacht, nach Mitternacht; nach 2 Uhr mit Schläfrigkeit. Schlaflosigkeit durch Gedanken, nach Erwachen. Wacht häufig und zu früh auf; häufiges Gähnen.

Frost morgens, vormittags, nachmittags, abends, nachts, an frischer Luft, in kalter Luft, im Durchzug; Frösteln abends im Bett, nach dem Essen; Frost äußerlich und innerlich, schlimmer durch Bewegung; Frösteln bei Schmerzen; Frost *einseitig.* Kälte; Schüttelfrost abends; besser im warmen Zimmer; äußerliche Wärmeanwendungen bessern.

Fieber nachmittags, abends und nachts, mit Schweiß abwechselnd; trockene Hitze, äußere Hitze; Hitzewallungen; ohne Schweiß; *Nachtschweiße.* Schwitzen morgens, tagsüber und *nachts.* Schweiß während und nach dem Essen, durch leichte Anstrengung, durch Bewegung; *profuser Schweiß nachts;* Schweiß im Schlaf; übelriechend beim Gehen. Wird die Schweißbildung durch kalte Luft unterdrückt, treten viele Beschwerden auf.

Brennen der Haut nach Kratzen; alte Narben schmerzen wieder. Die Haut ist meist kalt. Die Haut bildet Risse; Verfärbung der Haut; Flekken; Leberflecken, rote Flecken, ikterische Färbung; Haut trocken, brennend mit Unfähigkeit zu schwitzen. Blasen auf der Haut; brennende

Ausschläge; sich wundscheuernde Haut; schuppende Ausschläge; nässende und trockene Ausschläge. Es wurden sehr hartnäckige Ekzeme, bei denen Sulph. und Graph. indiziert schienen und versagten, geheilt. Herpesausschläge, die brennen und fressen, schorfig sind, jucken und stechen; Ausschläge, die schmerzhaft sind, jucken und sich ausbreiten; juckende Pickel und Pusteln; schorfige Ausschläge nach Kratzen; schuppige Ausschläge, trocken oder nässend; schmerzend nach Kratzen; stechend nach Kratzen; *knötchenförmige Urtikaria*. Bläschenförmige Ausschläge; Wundheit nach *Kratzen*. Erysipel. Verhärtung der Haut. *Intertrigo*. Jucken, Brennen, Kribbeln, Schmerzen und Stechen nach Kratzen. Heilung von Lupus. Nässen der Haut nach Kratzen. Er kratzt sich, bis es näßt oder blutet. Wundheitsgefühl der Haut. Nach dem Kratzen schwillt die Haut an und brennt, sieht ödematös aus; Spannungsgefühl in der Haut; geschwürige Schmerzen in der Haut. Seine Hautulzera sind charakterisiert durch *Bluten*, Brennen, Ausdehnung, Pulsieren, Schmerz und Absonderungen. Die Geschwüre sind sehr indolent; aus den Geschwüren blutige, reichliche, jauchige und dünne Absonderungen. Reißende Schmerzen in den Geschwüren. Verletzungen und kleine Wunden heilen nicht und eitern. Schmerzhafte, stechende, eiternde und geschrumpfte Warzen.

Natrium silicicum

Die Zeiten der Verschlechterung der Symptome dieses Mittels sind Morgen, *Vormittag, Abend,* NACHT und die Zeit nach Mitternacht; er fühlt sich manchmal besser während des Vormittags. Entstehung rezidivierender Abszesse. Das Mittel erleichtert den Schmerz und beschleunigt den Eiterfluß bei Abszessen. ABNEIGUNG GEGEN FRISCHE LUFT; im Freien verschlimmern sich die Symptome, und der Patient ist überaus empfindlich gegen Zugluft. Die Beschwerden verschlechtern sich auch durch Reizmittel. Er ist empfindlich gegen jeden Wetterwechsel von warmem nach kaltem und naß-kaltem Wetter. Nach einem Koitus fühlt er sich völlig erschöpft. Verschlimmerung durch Kälte allgemein, durch kalte Luft, Abkühlung und nach Abkühlung; er erkältet sich immer. Er fühlt sich schlechter, und seine Symptome sind schlimmer nach dem Essen. Schon leichte Anstrengung verschlimmert. Er magert rapide ab. Die Symptome sind schlimmer nach kalten Speisen und Getränken, fetten Speisen und Milch. *Deutlicher Mangel an Lebenswärme.* Schweregefühl im Körper und in allen Gliedern. Durch den ganzen Körper läuft ein Kribbeln. Drüsenverhärtung. Entzündung äußerer Körperteile; der Knochen, er leidet unter übermäßiger körperlicher Reizbarkeit und Empfindlichkeit gegen Erschütterung. Große *Mattigkeit* mit *Verlangen, sich hinzulegen;* Liegen bessert, Bewegung verschlechtert. Das Mittel ist voll von Schmerzen; Schmerzen in den Knochen; die Schmerzen im Körper sind bohrend, brennend, *reißend, schneidend,* drückend, wund und *stechend.* Druck bessert viele Symptome. Man fühlt ein starkes Pulsieren im ganzen Körper und in den Gliedmaßen. Der Puls ist abends und bis 2 Uhr schnell. Dieses Mittel zeigt eine ausgeprägte Überempfindlichkeit. Knochen und Drüsen werden überempfindlich. Die Symptome zeigen Verschlechterung nach Schlaf, durch Berührung, beim Gehen und nach Wein. Zittern und Zucken. Große Schwäche morgens, durch Gehen; NERVÖSE SCHWÄCHE. Während der gesamten Prüfung ist er matt und müde.

Widerspruch verärgert ihn. Angst abends und nachts, aber besonders vor Mitternacht; Angst nachts im Bett; beim Erwachen; nach dem Essen; nachts. Geistige Konzentration ist erschwert. Er hat alles Vertrauen in seine Urteilskraft verloren. Geistige Verwirrung morgens und abends, nach dem Essen; DURCH GEISTIGE ANSTRENGUNG; beim Erwachen. Er ist übergewissenhaft und hat Augenblicke der Entmutigung und manchmal der Hoffnungslosigkeit. Geistesträgheit beim Erwachen. Schlechter durch Lesen oder *geistige Anstrengung;* alle Geistessymptome werden durch *geistige Anstrengung* verschlimmert. Er ist sehr reizbar. Er erwacht mit Angst und Furcht. Sein Gedächtnis ist sehr schwach; er vergißt nahezu alles. *Er erschrickt leicht.* Die weiblichen Prüfpersonen wurden total hysterisch. Der Allgemeincharakter vieler Geistessymptome entspricht Imbezillität im 1. Stadium. Er ist sehr gleichgültig gegenüber seinen Freunden und der Umgebung; Unentschlossenheit ist ein ausgeprägter Charakterzug dieses Mittels, und er kann sich nicht entscheiden, das eine oder andere zu tun. Reizbarkeit abends; nach Koitus; nach Schlaf. Er möchte nicht länger leben und scheint das Leben zu verabscheuen. Geistige Erschöpfung beherrscht in hohem Grade das Bild. Unruhe während der Nacht treibt ihn aus dem Bett, dabei besteht große Angst. Traurigkeit während den Menses, mit Weinen. Starke Geräuschempfindlichkeit. Fährt auf vor Schreck; *durch Geräusche;* aus dem

Schlaf. Er ist nicht aufgelegt, an irgendeinem Gespräch teilzunehmen. Schwindel nachts; mit Kopfschmerz; durch geistige Anstrengung; beim Gehen; beim Umdrehen im Bett.

Die folgenden Partikularsymptome werden nur dann diesem Mittel entsprechen, wenn die obigen Allgemeinsymptome vorherrschen.

Spannung der Kopfhaut, besonders an der Stirn; *Haarausfall;* Hyperämie, Völle und Hitze des Kopfes nachts, besonders in der Stirn. Schwere in Kopf und Stirn. Es ist überhaupt ein wundervolles Kopfschmerzmittel; die Kopfschmerzen treten in vielen Arten und unter zahlreichen Umständen auf. Kopfschmerz morgens, nachmittags, *abends* oder nachts; schlimmer nach dem Essen; durch Bewegung; *durch Anstrengung;* durch GEISTIGE ANSTRENGUNG; vor und während den Menses; bei Frauen durch Hochbinden der Haare; *durch Geräusche;* Aufstehen vom Sitzen; beim Sitzen; nach Schlaf; Bücken; Überanstrengung der Augen; Gehen; Wein. Druck bessert; sehr heiße Anwendungen sind wohltuend. Das Mittel ist wirksam bei periodisch auftretenden Kopfschmerzen. Bei Schnupfen findet sich starker Stirnkopfschmerz, speziell links, der morgens beginnt; Stirnschmerz über den Augen. Schmerz im HINTERKOPF; Seiten des Kopfes; Schläfen; berstender Schmerz; ziehender Stirnkopfschmerz; dumpf, zuckend. Drücken in der Stirn durch geistige Anstrengung, als ob das Gehirn herausgedrängt würde; Drücken im Hinterkopf, in Schläfen, in Stirn; Stechen in der Stirn; Kopfseiten; Schläfen; betäubende Kopfschmerzen; Stirn; Kopfseiten, Schläfen; Stirnschweiß; Pulsieren im Kopf; in Stirn, im Scheitel; Zucken des Kopfes; Entblößen des Kopfes verursacht Schmerzen.

Die Lider sind morgens verklebt. Fistula lacrimalis. Schwere der Lider; Entzündung mit Ulzeration der Cornea; Lidentzündung; Jucken der Augen und Tränenfluß. Beißende, brennende, drückende, wunde und stechende Schmerzen in den Augen. Paralyse des Sehnervs. Photophobie, besonders bei Tageslicht. Stierender Blick, geschwollene Lider; dunkle Farben vor den Augen; Funken im Gesichtsfeld. Trübes Sehen. Alle Symptome verschlechtern sich durch überanstrengtes Sehen.

Jucken in den Ohren; Ohrgeräusche mit Schwindel: Summen, Klingen, Brausen; Schmerzen in und hinter den Ohren; Stechen, Reißen in und hinter den Ohren; Pulsieren in den Ohren. Gefühl, als sei das Ohr verlegt. Das Hören ist empfindlicher für Geräusche. Schwerhörigkeit.

Fließschnupfen mit Husten. Das Mittel heilt Nasenkatarrh mit schorfigen, grünlichen, stinkenden, *eitrigen, dicken* oder *gelben* Absonderungen.

Nasenbluten morgens und beim Schneuzen. Während der Nacht ist die Nase verstopft. Zunächst geschärfter, später verlorener Geruchssinn. Viel Niesen. Ulzera hoch oben in der Nase.

Die Lippen sind aufgesprungen. Das Gesicht ist blaß bis erdfahl oder gerötet, bei Kopfschmerzen; manchmal auch ikterisch. Ausschläge im Gesicht, am schlimmsten an der Nase; Herpes um die Lippen. Bläschen an den Lippen; juckend. Mancherlei Gesichtsschmerz. Geschwollene Unterkieferdrüsen. Schwellung der *Unterkieferdrüsen* und Lippen; Lippenulzera.

Zahnfleischbluten; *Trockenheit im Mund;* Speichelfluß; erschwertes Sprechen. Bitterer, blutiger, metallischer, saurer Mundgeschmack. Die Zähne schmerzen nachts und nach dem Essen; besser von Wärme. Bohrende, grabende, pulsierende und stechende Zahnschmerzen. Empfindliche Zähne.

Der Rachen ist entzündet und rot, *sehr trocken*. Er räuspert sich sehr häufig, um sich von dem dicken, gelben Schleim zu befreien; Kloßgefühl; Schluckschmerz; Rachen brennend und stechend. Erschwertes Schlucken. Es heilt Kropf und geschwollene Halslymphknoten.

Der Appetit ist vermehrt und sogar Heißhunger; Abneigung gegen Fleisch; Leeregefühl im Magen. Aufstoßen nach dem Essen; leer; schmeckt nach Speisen; sauer; Aufschwulken von Wasser. Das Aufstoßen bessert viele Magensymptome. Völlegefühl nach dem Essen. Sodbrennen. Gefühl eines Gewichts im Magen und Schluckauf nach dem Essen; Ekel vor Speisen; Übelkeit morgens, abends und während Diarrhö; Magenschmerz nach dem Essen; krampfend; drückend; nach dem Essen; stechender Schmerz; wund und berührungsempfindlich. Pulsieren im Magen. Würgen. Steingefühl im Magen. Extremer Durst, schlimmer nachts; bei Frost. Erbrechen beim Husten; nach Milch; gallig; bitter; Schleim.

Auftreibung des Abdomens nach dem Essen; eingesperrte Gase; Völle und Gurgeln; Aufruhr im Bauch. Harter, schwerer Bauch. Bauchschmerzen morgens, nachmittags, nachts; nach dem Essen; im Hypogastrium; im Hypochondrium; brennend, krampfartig, schneidend, stechend im Hypochondrium, in Leber und Milz; Rumpeln im Darm. Engegefühl im Bauch.

Verstopfung mit erschwertem Stuhlgang, auch bei weichem Stuhl; erfolgloser Stuhldrang; Rektuminaktivität; unzureichender Stuhlgang. Konstriktion des Anus. Diarrhö morgens und abends, durch Milch, schmerzlos; Stuhl blutig, häufig, schleimig, dünn, wäßrig; harter, heller, weicher, spärlicher Stuhl bei Verstopfung. Kribbeln am After und viel Flatus. Jucken. Schmerz nach Stuhl; Brennen während und nach hartem Stuhl; Wundheit des Afters mit Schneiden, Stechen und Tenesmus.

Druck in der Blase; Tenesmus; beständiger oder häufiger Harndrang; besonders nachts. Häufiges Wasserlassen nachts. Unwillkürlicher Harnabgang nachts. Er muß morgens lange auf den Urin warten. Hat nach dem Wasserlassen das Gefühl, nicht fertig zu sein. Absonderung von Prostatasekret bei erschwertem Stuhlgang; Prostatahypertrophie. Brennen während des Wasserlassens. Heißer, wolkiger, *reichlicher* Urin.

Lästige, heftige, schmerzhafte Erektionen; Eichelentzündung; Jucken an Penis und Skrotum; Hodenschmerzen; Samenergüsse. Verstärkter Sexualtrieb. Hodenschwellung.

Das Mittel hält das Wachstum eines Zervixkarzinoms auf. Bei Frauen ist das sexuelle Verlangen gesteigert. Zervixinduration. Reichliche gelbe Leukorrhö vor den Menses; Menses ausbleibend, reichlich, häufig oder spät; verlängert, spärlich. Senkungsgefühl im Becken wie bei Prolaps. Schmerz im linken Ovar bei Koitus.

Reiz im Kehlkopf; Heiserkeit; Atmung beschleunigt; asthmatisch, *tief, erschwert, kurz.*

Husten tagsüber, morgens, nachmittags, abends, *nachts;* trockener, hackender Morgenhusten; lockerer Husten morgens; durch Reiz in Kehlkopf; bei Frost, mit morgendlichem und abendlichem Auswurf; Auswurf blutig, grünlich; *übelriechend, eitrig; zäh; gelb,* von eitrigem, salzigem Geschmack.

Konstriktion und Beklemmung der Brust; Brustschmerzen beim Husten. Druck in der Herzgegend. Roheitsgefühl in der Brust beim Husten; fühlt sich die Brust wund wie gequetscht; Stechen in den Brustseiten, besonders rechts. Starkes Herzklopfen, schlimmer nachts, nach dem Essen. Geschwollene Achseldrüsen.

Kälte des Rückens; Jucken der Rückenhaut; Rückenschmerzen während den Menses; bei Bewegung, im Sitzen. Schmerz zwischen den Schulterblättern, in der Lumbalgegend beim Bücken; im Sakrum. Rückenschmerzen; Lumbalgegend; brennend in der Lendengegend; ziehend in der Halsgegend; Wundheit in der Wirbelsäule; Stechen zwischen den Schulterblättern; in der Lumbalregion, im Sakrum; Rückenschweiß; Steifheit der Zervikalregion; bei Kopfschmerz. Spannungsgefühl im Nacken. Schwächegefühl im Kreuz.

Ungeschickt beim Gebrauch seiner Hände und beim Gehen. Kälte der Hände, Beine, *Unterschenkel* und FÜSSE; abends im Bett; wunde und stechende Hühneraugen; aufgesprungene Haut an Händen und Fingern. Krampf in Waden, Füßen, Zehen. Bläschen an Fingern und Beinen. Hitze in Händen; Füßen; Fußsohlen; Schwere in Armen; *Beinen;* Füßen. Jucken der Arme, Beine, Unterschenkel, *Fußsohlen,* Zehen. Gliederzukken im Schlaf. Zucken der Beine. Taubheit des rechten Armes morgens; beim Liegen auf dem Arm; Taubheit der Füße. Gelenkschmerzen, in der Schulter. Gliederschmerz wie zerschlagen. Ziehender Schmerz im Ellbogen; Unterarm; Beine; Oberschenkel, Knie, Unterschenkel. Stechen in Hüfte, Oberschenkeln, Knien, Unterschenkeln, Knöcheln, Fußsohlen, Fersen. Reißen in den Gliedern; Gelenken; Armen, Schultern; Oberarm; Ellbogen; Handgelenk; Finger; Reißen in *Hüfte;* Oberschenkel, Knie, Unterschenkel, Fuß, Zehen. Paralytische Schwäche der Körperseiten; rechter Arm und rechtes Bein. Schweiß der Hände und *Füße.* Unruhige Arme und Füße. Gliedersteifheit. Ödematöse Schwellung von Füßen und Unterschenkeln. Wadenkrampf; Kribbeln der Finger; Zittern der Hände und Beine. Zucken der Gliedmaßen; Arme; Unterarm; Oberschenkel. Gliederschwäche; Arme; Hände; *Beine;* Oberschenkel; *Unterschenkel;* KNÖCHEL; Füße.

Träume: ANGSTVOLL; vergangene Ereignisse; schrecklich; von Geistern; Alpträume; Mord; angenehm, LEBHAFT. Schläft spät ein. Ruheloser Schlaf. Schlaflosigkeit vor Mitternacht, *nach Mitternacht;* mit Schläfrigkeit. Der Schlaf ist unerfrischend; erwacht zu früh; zu häufig. Schlaflos bei nächtlichen Fiebern.

Frost morgens, vormittags; abends im Bett; Frost in kalter Luft; nach dem Essen, einseitig; Frösteln. Schüttelfrost. Innerer Frost. Hitzewallungen. Fieber ohne Frost oder Schweiß von 21 bis 2 Uhr mit sehr rotem Gesicht und heißer Haut. Nachtschweiß; kalt, bei *leichtester Anstrengung;* profus.

Beißen der Haut nach Kratzen. Flecken hier und dort auf der Haut. Brennen. Kälte. Abschuppung. Trockene, brennende Haut. Ausschläge; Furunkel; Ausschläge brennend; nässend; trocken; herpesähnlich; juckend; schmerzhaft; Pickel; stechend; Urtikaria, bläschenförmig. Kribbelgefühl. Das Jucken, Beißen, Brennen, Prickeln ist schlimmer nach Kratzen. Juckendes Stechen. Nässen nach dem Kratzen. Empfindliche, wunde Haut. Schlecht heilende Haut.

Sulphur iodatum

Dies ist ein sehr tief und lange wirkendes Mittel mit Beziehung zu allen Körperteilen und Verschlechterung morgens, nachmittags, *abends*, NACHTS, nach Mitternacht. Der Sulphur iodatum-Patient verlangt nach *frischer Luft*, welche auch die meisten seiner Symptome *bessert*. Im ganzen Körper hat er ein unbeschreibliches Gefühl von *allgemeiner physischer Angst*, die ihn zwingt, sich bei allen Arbeiten und beim Gehen zu beeilen. Drüsenatrophie, chronisches Muskelzucken und Gefühl eines Bandes um irgendwelche Körperteile. Er erkältet sich bei der ersten Gelegenheit, verlangt jedoch an einem kühlen Ort zu sein, wo er sich durch Abkühlung wiederum erkältet. In dem Mittel liegt eine Neigung zu Konvulsionen; hysterische und epileptiforme. Wassersucht der Körperhöhlen. Einige Symptome werden nach dem Essen besser, andere wieder schlechter. Ausgeprägte Abmagerung, das Mittel kann uns große Dienste tun bei Marasmus der Kinder mit vermehrtem Appetit. Leichte Anstrengung provoziert verschiedenste Beschwerden wie: Schwäche und Herzklopfen, Schwäche und Ohnmachtsanfälle, mit Herzklopfen; fühlt sich ungewöhnlich schwach, wenn er hungrig ist, warmes Essen ruft viele Beschwerden hervor; Kribbelgefühl am ganzen Körper; Völlegefühl im Körper und in den Gliedern. Der ganze Körper fühlt sich aufgetrieben, wie bei einer massiven Gefäßanschoppung; innere Blutungen; *große* subjektiv gefühlte *Hitze im Leib*; Schwere von Körper und Gliedern. DRÜSENVERHÄRTUNGEN; harte knotige Lymphdrüsenstränge im Nacken wie Taue; Muskelverhärtung. Diese Eigenschaft weist auf seine Wirksamkeit bei Drüsenkarzinom hin. Zeitig angewandt sorgt es oft für umgehende Heilungen. Entzündung von Drüsen und Organen. Verletzungen mit Blutaustritten. Reaktionsträgheit und deutliche Mattigkeit. Liegen verschlechtert, aber manchmal Besserung nach langem Liegen. Schlechter beim Liegen auf dem Rücken und schlechter in einem warmen Bett. Es ist ein Antidot auf Überdosierung von Quecksilber. Obwohl er unruhig ist und nach Bewegung verlangt, vermehrt Bewegung seine Beschwerden. Alle Schleimhäute sondern vermehrt ab. Taubheit einzelner und der erkrankten Teile. Ausgeprägte Blutwallungen im Körper mit Pulsieren und Hitzegefühlen. Schmerzen in Knochen und Drüsen. Zerschlagenheitsgefühl, brennender, schneidender, zuckender, *drückender,* stechender und reißender Schmerz; wenn er erhitzt ist, schwitzt er stark und kann sich nicht abkühlen, ohne sich zu erkälten. Das Mittel hat die

Beschwerden vollblütiger, plethorischer Menschen vom gefäßbetonten Typ. Jedes Laufen oder Eile erzeugt Wallung und Kongestion mit Herzklopfen und Schwäche. Viele Symptome treten einseitig, besonders *rechts* auf. Trägheit ist sehr charakteristisch für den ganzen Symptomenkomplex dieses Mittels, zahlreiche Symptome werden schlimmer durch Sitzen, besser im Stehen. Starke Verschlechterung in der Sommer- und Sonnenhitze. *Drüsenschwellung.*

Die Symptome des Mittels gleichen oft einem fortgeschrittenen Stadium der Syphilis, es ist besonders nützlich bei Überdosierung von Quecksilber. Verschlechterung durch Berührung und Druck. Spannungsgefühl im ganzen Körper. Innerliches und äußerliches Zittern. Muskelzucken. Gliederzucken. Die Symptome sind schlechter vom Gehen. *Verschlechterung* der Symptome *durch Wärme, warme Luft, warmes Bett, warmes Zimmer und warme Umhüllungen.* Ausgeprägte Müdigkeit morgens, durch Treppensteigen; nach Diarrhö; während den Menses; durch Gehen. Schlimmer bei nassem Wetter, besser im Winter.

Angst treibt ihn, mit dem Gehen fortzufahren. Apathie. Abneigung gegen Gesellschaft. Beim Lesen und Denken kann er seinen Geist nicht unter Kontrolle behalten. Verliert das Vertrauen in seine Fähigkeiten. Geistesverwirrung morgens und abends, und wenn er sich geistig überanstrengt. Übergenau in Kleinigkeiten. Wird furchtsam, sogar feige. Zeitweise ist er nachts sogar in einem fast deliranten Zustand. Wahnvorstellungen. Sieht Tote. Hoffnungslosigkeit, kann nichts Helles am Leben sehen. Unzufrieden und entmutigt. Geistiger Stumpfsinn. Sehr reizbar. Der gesamte Geisteszustand wird durch geistige Anstrengung verschlechtert. Furcht vor Anstrengung. Furcht, daß unbekannte Schwierigkeiten an ihn herantreten; vor Geisteskrankheit; vor Unglück; vor Menschen. Er ertappt sich, daß er alles in großer Eile erledigt. Geht schnell und eilig. Neigt stark zu hysterischem Betragen. Sehr ungeduldig, kann nicht warten, sondern muß im Gehen bleiben. Zeitweise überkommt ihn Gleichgültigkeit gegen die Umgebung. Sie wird träge und vernachlässigt ihre häuslichen Pflichten. Sie kann sich nicht zu ihren Pflichten aufraffen. Stimmung sehr launenhaft, reizbar oder heiter. Geistige Erschöpfung. Sehr unruhig und gezwungenermaßen ständig in Bewegung, obwohl Bewegung Schwäche hervorruft und ihre körperlichen Symptome verschlimmert. *Ausgeprägte Traurigkeit* und Benommenheit der Sinne. Möchte gern sitzen, aber ist zu unruhig. Schreckt im Schlaf auf. Betäubung der geistigen Funktionen. Beharrliche Gedanken quälen sie. Weint viel, abends.

Die folgenden Partikularsymptome zeigen, falls die Allgemeinsymptome vorherrschen, das Mittel an.

Schwindel morgens beim Aufstehen, im Liegen, bei den Menses, beim Aufstehen vom Bett, beim Aufstehen vom Sitzen, *beim Bücken,* beim Gehen.

Die Kopfhaut fühlt sich dem Patienten kalt an. Kongestion im Kopf beim Husten und während den Menses. Ausschläge auf der Kopfhaut; Schorfe, Ekzem. Juckende Ausschläge und Jucken ohne Ausschlag. Hitze im Kopf und Haarausfall. Die Haare stehen auf. Der Kopf fühlt sich schwer an. Kopfschmerz morgens beim Aufstehen; vormittags; nachmittags; besser in frischer Luft, durch kalte Anwendungen, bei Bewegung. Kopfweh schlimmer durch Haaraufbinden, Fasten, Überhitzung, Sonnenhitze, Reden, *warmes Zimmer,* warme Umhüllungen, vor und während den Menses. Stirnkopfschmerz, über den Augen, abends, schlimmer durch Bewegung. Hinterkopfschmerz nachmittags. Schmerz in beiden oder dann nur einer Seite des Kopfes. Schmerz in Schläfen und Scheitel. Drückender Schmerz in der Stirn, über den Augen; im Hinterkopf, in den *Seiten des Kopfes;* Schläfen; Scheitel. Schießender Kopfschmerz; in den Schläfen beim Bücken. Wundes Zerschlagenheitsgefühl im Kopf; stechender Schmerz im Hinterkopf; Seiten des Kopfes; Schläfen; *Scheitel.* Reißender Schmerz in den Schläfen. Kopfschweiß; Stirn. *Pulsieren im Kopf;* in Schläfen. Spannung an der Stirn; Kopfschmerz durch Einhüllen des Kopfes.

Mattheit der Augen, Konjunktivitis. Katarrhalische Entzündungen bei psorischen Patienten. Schwere der Augenlider. Iritis bei Syphilitikern. Reichlicher Tränenfluß in kalter Luft. Drückende, wunde, stechende Schmerzen. Exophthalmus. Erweiterte Pupillen. Rötung der Augen und Lider. Stierer Blick. Eingesunkene Augen mit Lidschwellungen. Lidzukken. Ikterische Skleren. *Trübes*, nebliges Sehen, Funken und *Flimmern* vor den Augen. Diplopie.

Eitrige Ohrabsonderungen. Heiße Ohren. Entzündung der Tuba Eustachii. Summende, brummende, klingende und brausende Ohrgeräusche. Jucken in den Ohren. Wehtun, drückende, schießende, stechende und reißende Ohrenschmerzen. Stopfengefühl im Ohr. Geräuschüberempfindlich. Schwerhörig.

Das Mittel heilte höchst hartnäckige Nasenkatarrhe mit blutigen, *reichlichen, wundmachenden, grünlichen,* harten, trocken-massigen, eitrigen, *dicken* oder GELBEN Absonderungen. Wundheit und Jucken in der Nase; Rötung der Nase. Fließschnupfen an frischer Luft, Schnupfen mit Husten, lang dauernd. Das Mittel erwies sich als sehr nützlich bei Heuschnupfen. Brennen in der Nase beim Schneuzen. Druckschmerz der Nasenwurzel. Geruchsverlust, Niesen *abends*. Geschwollene Nase, kleine Ulzera oben in der Nase.

Kaltes Gesicht. Verfärbung; rot, umschriebene Rötung, *bläßlich-fahl, gelb.* Verzogenes Gesicht, Ausschläge, Akne, Furunkel, Pickel sowie schorfige Ausschläge auf der Nase. Trocken und heiß. Abgezehrter, kränklicher Ausdruck. Hippokratisches Gesicht. Verhärtung von Parotis und Unterkieferdrüsen. Eingefallenes Gesicht bei Schmerz. Brennendheißes Gesicht. Drüsenschwellung. Schwellung von Parotis und Unterkieferdrüsen. Gesichtszuckungen.

Reichlich Aphthen. Zahnfleischbluten. Zunge an der Basis belegt und punktförmig gerötet. Risse in der Zunge. Das Zahnfleisch ist von den Zähnen gelöst. *Trockene Zunge.* Es beseitigt die schlimmen Folgen von Quecksilber. Es bildet sich viel Schleim im Mund. Stinkender, sogar fauliger Mundgeruch. Brennende Zunge. Speichelfluß. Stottern. *Zahnfleischschwellung.* Schlechter, *bitterer,* fauliger, saurer Mundgeschmack. Geschwüre im Mund und auf dem Zahnfleisch. Zahnschmerz nach dem Essen. Reißender Zahnschmerz.

Ersticken, Konstriktion des Ösophagus. Trockenheit des Rachens, grauer, exsudativer Rachenbelag. Haftender, zäher, gelber oder weißer Schleim im Rachen. Halsschmerz beim Husten; beim Schlucken. Brennen im Rachen und in der Speiseröhre. Drückender Schmerz im Hals. Wunder Hals morgens. Kratzen im Hals. Schlucken von Flüssigkeiten erschwert. Schwellung des Rachens und des Zäpfchens. Geschwüre im Rachen. Es heilte Kropf und verhärtete Nackenlymphdrüsen gleich knotigen Seilen. Wunde Halslymphknoten. Geschwollene Lymphknoten des Nackens.

VERMEHRTER APPETIT, HEISSHUNGER; bei Diarrhö; mit Abmagerung; bei kindlichem Marasmus; ohne Genuß an den Speisen; Appetitmangel. Abneigung gegen Speisen. Verlangen nach Stimulantien, Saurem, Mixed pickles und Limonaden. Verdirbt sich leicht den Magen. Ausgeprägte Auftreibung des Magens durch Gase und Leeregefühl. Aufstoßen leer, sauer, Aufschwulken von Wasser. Aufstoßen bessert. Völle, Schwere, Sodbrennen nach dem Essen, Schluckauf. Chronisch schlechte

Verdauung, Übelkeit, nachts nach dem Essen. Magenschmerzen nach dem Essen, erleichtert durch Aufstoßen; brennender, krampfender, schneidender, nagender, drückender, stechender Magenschmerz. Magenempfindlichkeit. Pulsieren im Magen. Würgen durch Husten. Engegefühl. Durst abends; brennend, übermäßig, unstillbar. Erbrechen beim Husten; mit Diarrhö, nach Trinken; nach dem Essen; nach Milch; Erbrechen von blutiger Galle; Speisen, sauer, wäßrig.

Leberatrophie. Eiternde Bubonen. Tympanitische Bauchauftreibung. Vergrößertes Abdomen. Vergrößerung der Leber, der Mesenterialdrüsen, der Milz, der Leistenlymphknoten. Viel Flatulenz, HÄRTE VON LEBER, *Milz* und Leistendrüsen. Milzentzündung. Heilte viele Leberbeschwerden. Bauchschmerz nach dem Essen, vor und während den Menses. Schmerz in der *Leber,* im Hypogastrium, in der Leistengegend, in der Milz, Nabelgegend. Brennen und Krämpfe in der Umbilikalregion. Schneiden während Stuhlgang. Druck in der Leber, in Hypogastrium und Leiste. Wundheit und Stechen in der Leber. Rumpeln und Pulsieren im Bauch. Eiternde Leistendrüsen. Schwellung der *Mesenterial- und Leistendrüsen.*

Verstopfung mit lange ausbleibendem Stuhldrang und großer Anstrengung, um Stuhl zu entleeren. Stuhlgang unvollständig und unbefriedigend. Verstopfung wechselt mit Diarrhö. Der Stuhl ist hart, knotig und hellgefärbt. Diarrhö *morgens* und abends, schlimmer nach dem Essen. Durchfall bei alten und abgemagerten Menschen. Die Durchfälle zeigen ein wechselhaftes Aussehen; schwarz, braun, häufig, schaumig, übelriechend, eitrig, wäßrig, weiß, gelb. Auch ruhrartige Entleerungen blutigen Schleims, häufig, eitrig, spärlich mit Tenesmus. Hämorrhoiden, Hitze und Jucken des Afters, mit vielen Flatus, die abgehen. Afterbrennen nach dem Stuhlgang.

Harnverhaltung. Häufiger Harndrang, besonders nachts. Der Urin geht tröpfelnd, auch unwillkürlich ab. Nykturie, auch häufiges Wasserlassen am Morgen. Prostata vergrößert. Eiweißhaltiger, wolkiger, dunkler, roter, reichlicher, milchiger, übelriechender Urin mit rotem Sediment. Geruch nach Himbeeren. Bildet ein Häutchen auf der Oberfläche, wird manchmal spärlich.

Mangelhafte Erektionen ohne Sexualbedürfnis, oder sie fehlen ganz. Lästige Erektionen nachts. Heilte Hydrozele bei Knaben. Hodenverhärtung. Jucken des Penis; in der Urethra. Skrotalschweiß. Erschlaffte

Genitalien. Samenergüsse. Hodenschwellung. Es heilte Hoden- und Samenstrangtuberkulose.

Es heilte Prädisposition zum Abort. Verhinderte das Fortschreiten von Uterus-Ca und erleichterte die Beschwerden, wo die Patientin ein Gefäßtyp war, abmagerte, viel Appetit hatte und sehr hitzeempfindlich war. Vermehrtes Sexualverlangen. Entzündung des Uterus. REICHLICHE LEUKORRHÖ; scharf; blutig; *brennend; dick*, manchmal dünn, *gelb*, vor und nach den Menses; Menses fehlen, *reichlich*, häufig, *unregelmäßig*, schmerzhaft, kurz dauernd, unterdrückt. Metrorrhagie. Starker Ovarienschmerz. Große Empfindlichkeit von Vulva und *Ovarien*. Uterusprolaps.

Katarrh von Larynx und Trachea. Trockenheit, Kitzel und Konstriktion des Kehlkopfs. Viel Räuspern. Laryngitis. Reizung von Larynx und Trachea. Laryngismus. Viel Schleim in Larynx und in der Trachea; dunkel; eitrig. Schmerz, Wundheit und Stechen im Larynx. Das Mittel erwies sich als sehr wirksam bei Larynx-TBC, wenn die Allgemeinsymptome vorhanden waren. Rauheit im Larynx, Kitzel im Larynx und in der Trachea im warmen Zimmer. *Heiserkeit* morgens. Die Stimme ist rauh, schwach und verloren.

Die Atmung ist schnell; *unregelmäßig, asthmatisch, rasselnd*, kurz, *erstickend* und keuchend; erschwert nachts; beim Treppensteigen und durch leichteste Anstrengung. Verlangen, tief zu atmen.

Sulphur iodatum ist ein vorzügliches Hustenmittel. Husten *morgens* und abends, asthmatisch, würgend, sehr erschöpfend. Anfallsweise und *spastisch*, rasselnd und erstickend. Husten während Fieber. Trockener Husten morgens. Harter Husten während der frühen Nachtstunden. Es hat auch schwächeren Husten. Husten durch Reden und Rauchen. Husten erleichtert in frischer Luft, durch Abkühlung und Auswurf; schlimmer beim Sichhinlegen, besser von Aufsitzen. Kurzer hackender Husten. Hustenreiz in Larynx und Trachea. Morgendlicher und abendlicher Auswurf; *blutig, reichlich,* schwierig, *grünlich,* schleimig, *übelriechend, eitrig,* süßlich, haftend, *zäh, gelb.*

Gefühl von Angst in der Brust. Das Mittel tut große Dienste bei Mamma-Ca. Es ist auch ein äußerst wertvolles Mittel bei Bronchialkatarrh, *Konstriktion* der *Brust* und des Herzens, Pleuraerguß und bei Ausschlägen auf der Brust. Große Hitze in der Brust. Verhärtung der Mammae. Pneumonie und Bronchitits. Pleuritis, besonders in vernachlässigten Fällen. Hautjucken. Wenn die Milch stillender Mütter unterdrückt wird. Brustbeklemmung. Brustschmerzen beim Husten; in den Seiten der Brust, schlimmer rechts. Schmerz in der Herzgegend. Wehtun, Brennen und Schneiden der Brust. Schneiden in der Herzgegend. Drükken in den Seiten der Brust beim Husten. Stechen in der Brust beim Husten. *Herzklopfen* nachts, bei *Anstrengung*, während den Menses, bei Bewegung. Sehr hilfreich bei tuberkulösen Zuständen der Lungen; bei geschwürigen und kavernösen Zuständen. Achseldrüsenschwellung. Schwächegefühl in der Brust.

Jucken der Lumbalregion. Schmerz und Wundheit unter den Schulterblättern. Schmerz der Lumbalregion während den Menses. Schmerz in Sakrum und Steißbein. Stechen im Rücken; in der Lumbalregion. Schwäche der Wirbelsäule.

Schmerzhafte Gichtknötchen der Finger. Kälte der Arme; Hände; Unterschenkel, *Füße nachts*. Muskelkonvulsionen der oberen Extremitäten. Alte Hühneraugen schmerzen wieder. Krämpfe in Oberschenkeln; *Unterschenkeln;* Füßen. Bläschen an Extremitäten. Heiße Hände. Schwere Glieder; Füße. Jucken der Arme; Beine; Taubheit der Glieder; Finger; Unterschenkel. Gichtische und rheumatische Schmerzen in Gelenken und Knochen. Die Fußsohlen schmerzen und brennen beim Stehen. Schmerzen der oberen Extremitäten, die durch Bewegung schlimmer werden. Rheumatische Gliederschmerzen. Schmerzen im Ellbogen. Schmerz in Hüfte; Oberschenkel; *Knie;* Wade, Fuß. Ziehender Schmerz in den Beinen; Oberschenkeln; Knien. Drückender Schmerz in den Armen. Wunder Schmerz, wie zerschlagen in den Schultern, Oberarmen und Oberschenkeln. *Stechen in den Knien.* Reißen in den Armen; Ellbogen; Knie; Unterschenkel. Lähmung der Beine. Schweiß der Hände, kalte Handflächen; *Füße*. Pulsieren in den Gliedern. Steife der Glieder; der Finger. Ödematöse Schwellung der Glieder, der Hände; Beine; Knie; Unterschenkel; Füße. Zittern aller Gliedmaßen. Zucken in den Oberschenkeln, Schwäche der Glieder; Knie.

Träume: erotisch; ängstlich; von Toten; quälend; Alptraum; lebhaft. Unruhiger Schlaf; Schläfrigkeit abends. Schläfrigkeit tagsüber und schlaflos nachts. Schlaflosigkeit nach Mitternacht; wacht zu früh auf.

Frost nachts im Bett, besser nach dem Aufstehen. Innerer Frost. Das warme Zimmer erleichtert nicht. Warmes Bett bessert nicht. Schüttelfrost, schlimmer durch Bewegung. Fieber vom Quartana- und Tertianatyp. Fieber nachmittags, abwechselnd mit Frost. Äußere Hitze. HITZEWELLEN. Sehr wirksam bei hektischen Fiebern. Innere Hitze bei äußerlichem Frost. Fieber ohne Schweiß. Frost gefolgt von Hitze. Möchte bei Hitze bloßliegen. Schweiß morgens und nachts im Bett. Klammer, kalter, erschöpfender Schweiß. Schweiß bei leichter Anstrengung; von Bewegung. Profuser Nachtschweiß. Schweiß riecht sauer.

Haut anästhetisch. Die Haut brennt zeitweilig; ein anderes Mal ist sie kalt. Sie schuppt ab. Verfärbung; Leberflecken; rote Flecken; Ikterus; gelbe Flecken. Trockene Haut. Ausschläge; Furunkel; Blutfurunkel; Herpes; Pickel; Psoriasis; Pusteln; flüchtige Rötung; Schuppen; Urtikaria. Fälle von durch Salben unterdrückten Hautausschlägen. Erysipeloide Entzündungen der Haut. Die Haut wird leicht wund. Wucherungen bilden sich auf der Haut. Kribbelgefühl. Sommersprossen. Inaktivität der Haut. Jucken, Brennen und Stechen. Brennen der geschwollenen Haut. Brennendes Erysipel. Blasse, schwammige, ödematöse Schwellungen der Haut. Spannung der Haut. Ulzera: blutend; kanzerös; *schmerzlos;* verhärtet; empfindlich; *schwammig;* eiternd. Absonderungen der Geschwüre reichlich, blutig, ätzend, dünn, wäßrig, gelb.

Vespa vulgaris

Ein junger Mann von blendender Gesundheit wurde von einem Schwarm Wespen gestochen. Die Folge waren häufige Konvulsionen, die alle Muskeln des Körpers betrafen, mit Bewußtseinsverlust; die Konvulsionen verschwanden zwar nach drei Jahren, ließen jedoch Anfälle von Unbewußtheit beim Herumgehen zurück. Oft beginnt er, irgendwohin zu gehen und findet sich dann einige Straßen über sein eigentliches Ziel hinaus.

Diese Absencen halten einige Minuten an. Er fällt nicht, noch läßt er Gegenstände, die er gerade in Händen hat, fallen.

Wenn er angesprochen wird, gibt er keine Antwort und scheint nichts zu hören und zu sehen; er starrt ins Leere. Kommt er dann wieder zu sich, kann er sich der vergangenen Augenblicke nicht erinnern; er ist aber wieder klar wie vorher. Diese Anfälle kommen, ohne daß er es vorher merkt: ein Freund beobachtete, daß seine Augen glasig und blutunterlaufen waren und er aussah, als wäre er nicht bei Sinnen.

Als er einmal auf der Plattform eines Straßenbahnwagens stand, bemerkte man, daß er plötzlich das Geländer fest ergriff und wild dreinsah; zwei Leute neben ihm versuchten, seine Hände zu lösen und ihn zu einem Sitz zu führen, aber sie konnten ihn nicht zum Loslassen zwingen, bevor er wieder zu sich gekommen war; dann brauchte er keine Hilfe mehr. Man meinte, er habe ungefähr zehn Minuten lang das Geländer festgehalten, aber während einer Aufregung vergeht die Zeit schnell, und niemand hatte die Zeit genau gemessen.

In der Nähe eines warmen Ofens oder in einem geschlossenen Raum wird ihm übel; oft steht er dann auf und verläßt ein geschlossenes, warmes Zimmer, um nicht erbrechen zu müssen; er hat starkes Verlangen nach kaltem Waschen der Hände und des Gesichts, wodurch er sich besser fühlt. Ärger oder Aufregung führen zu den oben beschriebenen Anfällen.

Die gewöhnlichen Gegenmittel halfen nur für eine Weile, dann kehrten die Symptome mit etwa denselben allgemeinen Merkmalen wieder.

Geistig ist er nicht leistungsfähig, und es besteht die Tendenz, daß die Schwäche zunimmt.

Wyethia helenoides

Wenn uns im Herbst unsere Heuschnupfenpatienten über ihre heftigen Schnupfensymptome berichten: depressive Gemütsverstimmung, allgemeine Verschlechterung nachmittags, leichter Schweiß und Schwäche, extrem trockene Schleimhäute von Nase, Mund und Rachen mit brennendem, wundmachendem, reichlichem Schleimfluß, beständiges Schlukken, jucken des weichen Gaumens, das nötigt, mit der Zunge zu kratzen, wird sie Wyethia für die Saison heilen, und in einigen Fällen hat das Mittel für immer geheilt.

Zincum phosphoricum

Die Zeiten der Verschlechterung dieses Mittels sind der *Morgen,* Vormittag, NACHMITTAG, ABEND und die NACHT.

Der Patient hat ein heftiges Verlangen nach warmer, frischer Luft und ist ausgesprochen zugempfindlich; frische Luft bessert im allgemeinen; starke, ausgeprägte körperliche Angst; Steigen verschlechtert viele Beschwerden. Hände und Füße sowie andere einzelne Teile schlafen ein und werden taub. Viele Symptome entstehen durch Baden. Einige verschlimmern sich nach dem Frühstück. Es erwies sich als ein wirksames Mittel bei der Behandlung von Chorea; Mangel an Lebenswärme; empfindlich gegen kalte Luft. Beschwerden entstehen durch Abkühlung und bei naß-kaltem Wetter. Es kommt zu einem Gefühl von Zusammenschnüren um den Körper, wie von einem Band. Konvulsionen; klonisch; epileptiform; hysterisch; innerlich; tonisch. Essen bessert teils, verschlechtert teils die Symptome. Leichteste Anstrengung verschlechtert die Symptome. Häufige Ohnmachtsanfälle. Einige Nahrungsmittel scheinen nicht zu bekommen; Brot; Milch; Süßes; warme Getränke; kalte Getränke bessern. Ausgeprägtes Kribbelgefühl am ganzen Körper. Auffälliges *Schweregefühl* in Körper und Gliedern. Große Trägheit und *Reaktionsmangel*. Heftiges ZUCKEN im Körper. Extreme Müdigkeit mit Verlangen, sich hinzulegen, aber Liegen im Bett verschlimmert viele Symptome. Verschlechterung vor, WÄHREND und *nach* den Menses. Einige Symptome sind besser, andere schlechter von Bewegung. Die meisten sind schlechter bei Beginn der Bewegung; Abneigung gegen Bewegung. TAUBHEIT in vielen Körperteilen. Zahlreiche Schmerzen: BEISSEND; *bohrend;* wie zerschlagen; brennend, äußerlich und INNERLICH; SCHNEIDEND; drückend, äußerlich und INNERLICH; STECHEND; REISSEND; in MUSKELN und NERVEN. Einseitige Paralyse der Organe; schmerzlos. Äußerliches und innerliches Pulsieren. Puls: SCHNELL; *intermittierend; unregelmäßig, klein;* schwach. Er verlangt, gerieben zu werden und Reiben bessert die meisten Symptome. Überempfindlichkeit herrschte während der gesamten Mittelprüfung vor, besonders gegen Schmerz. Die Empfindung elektrischer Schläge war etwas Gewöhnliches. Beim Überblick über die ganze Prüfung läßt sich sagen, daß die Symptome den Folgen sexueller Exzesse ähnlich sind. Die Beschwerden treten sehr oft nur einseitig auf. Sie entstehen im SITZEN, *Stehen* und im Schlaf. Spannungsgefühl in der gesamten Muskulatur. Extremes *Zittern* und *Zucken* am ganzen Körper und in den Gliedern. Abdecken verschlimmert. Gehen bessert die Ruhelosigkeit und verschlimmert die Schwäche; bessert den Rückenschmerz. Ausgeprägte Schwäche *morgens* und abends; während den Menses; deutliche NERVÖSE Schwäche, schlimmer durch Herumgehen. Extremes Müdigkeitsgefühl. Der Patient ist sehr empfindlich gegen nasse Witterung, *Wind* und *Wein*.

Wird zornig über Kleinigkeiten, und seine Symptome verschlimmern sich durch Zorn, Angst morgens; nachmittags; nachts; mit Fieber während den Menses; beim Erwachen, Verlangt nach Dingen, die er nicht braucht. Abneigung, allein zu sein. Kann sich nur schlecht konzentrieren; geistige Verwirrung morgens; beim Erwachen; abends; nach dem Essen. Sehr beunruhigt durch eine Todesahnung. Delirium; fürchterlich tobend; schabt mit den Fingern; zupft am Bettzeug; heftig. Wahnideen, sieht Tote; Feuer, nächtliche Bilder. Stumpfsinn. ERREGUNG. Fluchtversuche. Geistige Anstrengung vermehrt seine Beschwerden. Überbordende Phantasie. Beständig VOLLER ANGST; abends; nachts; vor dem Tod; vor Geistern; vor Räubern; beim Erwachen. SEHR VERGESSLICH. Verschlechterung der Symptome durch Schreck. Er ist unachtsam, ungeduldig, hitzig, gleichgültig, äußerst INDOLENT und erscheint wie jemand mit beginnendem Schwachsinn. Es sollte eines unserer wirksamsten Mittel bei Geisteskrankheit werden. Große Unentschlossenheit. Reizbarkeit morgens; ABENDS; mit Kopfschmerz; während den Menses. Dümmliches, krampfartiges Lachen, gefolgt von Geschwätzigkeit. *Lebensüberdruß.* Oft kommen bösartige Gedanken auf. *Sehr schwaches Gedächtnis.* Abends heiter. Sehr wechselhafte Stimmungen. Mürrisch, eigensinnig und leicht beleidigt. GEISTIGE PROSTRATION und abgeneigt zu arbeiten. Unruhe morgens; abends; nachts; ängstlich. TRAURIGKEIT morgens; nachmittags; abends. Ausgeprägte Einengung der Sinne. Empfindlich gegen Musik und GERÄUSCHE. Sexuelle Exzesse verschlimmern die Geistessymptome, schreit im Schlaf auf. Neigung, vollständig schweigend dazusitzen; abgeneigt, zu reden. Spricht manchmal unzusammenhängend. Schreckt im Schlaf leicht auf. Ausgeprägte Benommenheit mit viel Schwindel. Grübelt viel über einen Suizid. Seine Gedanken wandern und vergehen ihm. Er redet im Schlaf. Ungewöhnlich schüchtern. Bewußtlos infolge Ohnmacht. Weint viel; während den Menses. Schwindel morgens, im Bett; vormittags; mittags; nachts; bei Kopfschmerz; nach dem Mittagessen; Tendenz zu fallen; mit Brechreiz; vor den Menses; im Sitzen; im Stehen; beim Gehen.

Die Stirn ist kalt. Zusammenziehen in der Stirn und im ganzen Kopf. Hitze im Kopf, besonders abends; Stirn. Hyperämie des Gehirns. Ausschläge auf der Kopfhaut. Haarausfall. Morgens und nachmittags

Schweregefühl im Kopf; Stirn; Hinterkopf. Die Kopfhaut juckt. Kopfschmerz morgens im Bett; *nachmittags; abends;* nachts; BESSER AN FRISCHER LUFT; schlimmer beim Treppensteigen; Haaraufbinden; besser durch kalte Anwendungen; nach dem Essen; durch Erhitzung mit Verlangen, sich hinzulegen; manchmal verschlimmert Liegen, manchmal bessert es; vor und während den Menses; durch *geistige Anstrengung;* NERVÖSE und SPINALE KOPFSCHMERZEN; Schlechter bei Geräuschen; anfallsweise; periodisch täglich; besser durch Druck; schlechter durch Sonnenhitze; durch Sprechen; beim Gehen; von WEIN; im warmen Zimmer. Stirnkopfschmerz morgens; *über den Augen.* Schmerz im *Hinterkopf;* in den *Seiten; Schläfen; Scheitel.* Brennender Stirnkopfschmerz. Wunder, wie zerschlagener Kopfschmerz. Berstender Kopfschmerz. Ziehender Schmerz in Stirn; Hinterkopf; Schläfen. Nach außen Drücken in der *Stirn;* über den Augen; Hinterkopf; Seiten; Schläfen; Scheitel. Stechender Kopfschmerz beim Husten; Stirn; Seiten; Schläfe; Scheitel. Betäubender Kopfschmerz. Reißender Kopfschmerz; Stirn; Hinterkopf; SEITEN; *Schläfen;* Scheitel. Schweiß des ganzen Kopfes; *Stirn.* Pulsieren im ganzen Kopf; Stirn. Sehr empfindliches Gehirn, besonders während den Menses. Gefühl von elektrischen Schlägen im Kopf.

Zincum phosph. hat Katarakt geheilt. Die Lider sind morgens verklebt. Dicke, muskös-eitrige Absonderungen aus den Augenwinkeln. Die Augen sind sehr trocken und glanzlos. Hitze und Brennen in den Augen. Lidentzündung. Jucken der Lider und Tränenfluß an frischer Luft. Er liegt mit halboffenen Augen. Augenschmerzen; beißend; abends brennend; *drückend;* schießend; *stechend;* reißend. Lid- und *Optikus*paralyse. Photophobie im Sonnenlicht. Erst verengte, dann erweiterte Pupillen. Rötung der Lidränder. Stierer Blick, eingesunkene Augen. Ödematöse Lider. Mouches volantes, grüne Farben vor den Augen, um Lichtquellen farbiger Halo. Trübes Sehen. Angestrengtes Sehen erzeugt viele Symptome. Flimmern vor den Augen. *Sehen wird neblig.*

Blutige oder eitrige Ohrabsonderungen. Jucken in den Ohren, Geräusche; abends; nachts; mit Schwindel; brummend; flatternd; klingend; *brausend;* surrend. Schmerz IM OHR; hinter dem Ohr; brennend; *stechend;* REISSEND; Pulsieren im Ohr. Schwellung der Ohrmuschel und der Ohrinnenseite. Zucken der Ohren. Hören vermindert.

Katarrhalische Reizung der Nase mit Rötung der Nasenhaut. Schnupfen, schlimmer abends; abwechselnd Lauf- oder Stockschnupfen. Absonderung; blutig; *reichlich;* wundmachend; eitrig; dick; retronasal. Trokkenheitsgefühl in der Nase. Schneuzt Blut aus der Nase. Verstopfungsgefühl. Jucken innen. Wundheit innen. Zunächst scharfer, später verminderter Geruchssinn. Häufiges Niesen. Die Nase ist rot und geschwollen.

Die Lippen sind trocken und rissig. Verfärbung des Gesichts; blaue Ringe um die Augen; erdig oder blaß; kränkliches Aussehen. Ausschläge auf der Nase; Pickel im Gesicht und auf der Stirn; Bläschen. Kränklicher und abgezehrter Ausdruck. Starkes Jucken der Gesichtshaut. Heilte rechtsseitige Gesichtslähmung. Eingefallenes, elendes Aussehen. Lippenschwellung. Muskelzucken im Gesicht. Kleine Geschwüre auf den Lippen und in den Mundwinkeln.

Zahnfleischbluten und rissige Zunge. Trockener Mund und weißbelegte Zunge. Das Zahnfleisch schmerzt und ist wund, die Zunge brennt. Die Zungenpapillen sind aufgerichtet. Speichelfluß mit blutigem Speichel. Skorbutisches Zahnfleisch. Stark geschwollenes Zahnfleisch. Geschmack schlecht; bitter; fade; metallisch; salzig; süßlich. Kleine Zahnfleischgeschwüre. Bläschen auf der Zunge. Die Zähne lockern sich. Zahnschmerz; beim Kauen; durch Druck; beim Einschlafen; brennend; ziehend; zuckend; pulsierend; wund; stechend; reißend.

Konstriktion und *Trockenheit* des Rachens; Ösophaguskonstriktion. Häufiges Räuspern. Starke Halsentzündung. Gefühl eines Klumpens im Rachen. Beständig klebriger Schleim im Hals. Ständig bildet sich zäher Schleim im Rachen. Beständiges Kratzen im Rachen. Halsschmerz beim Schlucken; brennend; drückend; Roheit; Wundheit. Ösophagusspasmus beim Schlucken. Erschwertes Schlucken von festen Speisen und Flüssigkeiten. Hals-, Tonsillen- und Uvulaschwellung. Äußerliches Ziehen und Drücken in den Seiten des Halses.

Appetit wechselhaft; launisch; vermindert; vermehrt; sogar Heißhunger; Heißhunger nach dem Essen; Appetitlosigkeit, mittags; appetitlos mit Durst. Abneigung gegen Speisen; gegen Gekochtes; Fleisch; Süßes; warme Getränke; Wein.

Zusammenziehendes Gefühl im Magen. Verlangen nach Bier und kalten Getränken. LEEREGEFÜHL im Magen. Aufstoßen; abends; bessert; nach dem Essen; erfolglos; scharf; bitter; leer; nach gegessenen Speisen schmeckend; sauer nach Essen und Milch; Aufschwulken von Wasser. Völle mit Schwere nach dem Essen. Schluckauf nach dem Essen. Schweregefühl im Magen. NAUSEA; morgens; mittags; nach dem Essen; während Kopfschmerz. Magenschmerz: morgens; abends; nach dem Essen; während den Menses brennend; krampfartig; schneidend; nagend; „kochend"; wund; stechend. Schwäche im Magen mit Würgen. Extremer Durst nachmittags und abends. ERBRECHEN: morgens; nach Trinken; *nach Essen;* mit Kopfschmerz; während der Schwangerschaft; *Galle;* bitter; schwarz; Blut; bräunlich; Speisen; grün; Schleim; sauer; *wässrig;* gelb.

Kältegefühl im Bauch. Auftreibung des Bauches nach dem Essen. Lebervergrößerung. Zurückgestaute Gase. Völle nach dem Essen. Schwere im Bauch: wie von einem Gewicht im Hypochondrium. Gefühl, als bewege sich etwas im Bauch mit Gurgeln. Bauchschmerzen; morgens; abends; wie vor einer Diarrhö; nach dem Essen; vor, während den Menses; paroxysmal; nach Stuhlgang; beim Gehen; im Hypochondrium; im Hypogastrium vor den Menses; in der Leistengegend; in der Nabelgegend. Schmerzen krampfartig, morgens; seitlich; Nabelregion. Schneidender Schmerz in der Nabelgegend. Zerrender Schmerz im Bauch. Druck im Hypogastrium und in der Leber. Wundheit im Hypochondrium. Stechende Bauchschmerzen; im rechten Hypochondrium, in der Leber; in den Seiten. Reißende Bauchschmerzen. Nervöses Gefühl im Bauch; Spannung im Bauch mit *Rumpeln.*

VERSTOPFUNG; abwechselnd mit Diarrhö; *sehr schwierige* Entleerung; Untätigkeit des Rektums; kein Stuhldrang; unbefriedigender Stuhl; erfolglose Anstrengung. Der Stuhl ist hart, trocken, großkalibrig, hellgefärbt. *Diarrhö;* nachmittags; abends; schmerzlos; unwillkürlich; bei Gehirnaffektionen. Stuhl blutig; braun; reichlich; häufig; grün; übelriechend; wäßrig. Reichlicher Flatus, die die Symptome bessern; übelriechend. Kribbeln und Jucken im Anus abends. Äußere Hämorrhoiden, blutend. Viel Nässen um den Anus. Schmerzen im Anus und Rektum; bei Stuhlgang; brennend, während und nach Stuhl; schneidend; drückend; Wundheit; stechend; reißend; Tenesmus nach Stuhlgang. Analprolaps. Erfolgloser Stuhldrang.

Druckschmerz in der Blase. Paralytische Blasenschwäche. Harnverhaltung. Spastische Blasenkontraktionen. *Harndrang;* nachts; erfolglos; plötzlich; muß sich beeilen, sonst verliert er den Urin; plötzlicher Harndrang nach dem Wasserlassen. Tröpfelnde Miktion; Dysurie; schwacher Strahl, häufig, aber schlimmer nachts; Strahl unterbrochen. Unfreiwilliger Harnabgang, schlechter nachts; im Schlaf, beim Husten; nach Stuhlgang; schwache Blase.

Nierenschmerzen; Schneiden in den Harnleitern; Stechen in den Nieren; Anurie. Abgang von Prostatasekret bei schwierigem Stuhlgang. Blutung aus der Harnröhre. Brennen in der Harnröhre beim Wasserlassen, Schneiden und Stechen in der Harnröhre. Urin: eiweißhaltig, blutig, brennend; WOLKIG, WENN ER STEHEN GELASSEN WIRD; dunkel; *reichlich;* SEDIMENT; wolkig; flockig; sandig und rot; sandig und weiß. Das Mittel heilte zuckerhaltigen Urin. Es heilte wasserhellen, sogenannten nervösen Urin.

Lästige, schmerzhafte, starke bis heftige nächtliche Erektionen. Hodenschmerz. Ziehende Hodenschmerzen; stechende Schmerzen in Penis und Eichel. *Samenergüsse;* ohne Träume. Vermehrter bis heftiger Sexualtrieb. Hodenschwellung. Auch bei Frauen vermehrter Sexualtrieb. Entzündung der Ovarien. *Leukorrhö;* scharf; blutig; *nach den Menses; gelb;* weiß. Menses fehlen; hellrot; klumpig; häufig; reichlich; spät; spärlich; verlängert; unterdrückt. Schmerz in Vulva; Ovarien; schlimmer links; Senkungsgefühl vor den Menses; Wundheit der Vulva. Prolapsus uteri.

Zusammenziehen des Larynx. Trockenheitsgefühl im Larynx. Schleimansammlung im Larynx. Brennen, Roheit und Wundheit in Larynx und Trachea. Kitzeln und Kratzen im Larynx. Heiserkeit bei Schnupfen. Rauhe, schwache Stimme. Atmung beschleunigt; ängstlich und asthmatisch, schlimmer nachts; spastisches Asthma; Dyspnoe; abends, nachts und nach dem Essen; *unregelmäßige Atmung; Rasseln;* kurz; erstickend. Husten: tagsüber; Tag und Nacht; morgens; nachmittags; abends; nachts; asthmatisch; durch tiefes Atmen; beständig; nach dem Mittagessen; trocken abends und nachts; erschöpfend; hackend; durch Reiz in Larynx und Trachea; nervös; paroxysmal; quälend; in Ruhe; kurz; schlimmer im Sitzen; besser beim Aufstehen und Bewegen; spastischer Husten; *spinaler Husten;* Kitzelhusten; heftig. Es war auch ein sehr wirksames Mittel bei Keuchhusten. Auswurf: nur tagsüber; morgens; hellrotes Blut; blutstreifig; schwierig; schaumig; *grünlich; Schleim;* eitrig; eitrig und süßlich schmeckend; zäh; gelb.

Angstgefühl in der Brust. Zusammenziehen der Brust wie von einem Band; Zusammenziehen des Herzens; bei Wirbelsäulenaffektionen. Pickel auf der Brust. *Brustbeklemmung.* Brustschmerz; abends; bei Husten; bei tiefem Atmen; im Herzen; Wehtun auf der Brust; Brennen mit Roheit beim Husten; Schneiden; *Drücken;* Wundheit beim Husten; Wundheit in den Mammae. Stechender Brustschmerz; bei Husten; bei tiefem Atmen; in den Seiten der Brust; schlimmer auf der linken Seite;

im Herzen. *Herzklopfen:* sie fühlt jeden Herzschlag; *ängstlich;* das Herz schlägt wie ein Hammer; beim Erwachen. Brustkrämpfe.

Gefühl großer Hitze im Rücken, sogar Brennen. Jucken und Kribbeln auf dem Rücken. Konvulsionen der Rückenmuskulatur bis zum Opisthotonus. *Rückenschmerzen:* während Frost; vor den Menses; *bei Bewegung; beim Aufstehen vom Sitzen;* IM SITZEN; im Stehen; einige Symptome besser beim Gehen; in der Zervikalregion. Schmerzen in der Dorsalregion; Schmerzen zwischen den Schulterblättern; in der Wirbelsäule. Schmerz in der Lumbalregion; während den Menses; bei Bewegung; beim Aufstehen vom Sitzen; im Sitzen; besser beim Gehen. Schmerz im Kreuz. Schmerz im Steißbein, bei den Menses. Heftiger Schmerz in der Wirbelsäule im Sitzen, besser beim Gehen. Quälender Schmerz in der Lendenregion. Zerschlagenheitsschmerz im Rücken; in der Halsgegend. Brennen im Rücken und Wirbelsäule; in der Lumbalregion. Ziehender Schmerz in Rücken; zwischen den Schulterblättern; in der Lumbalgegend. Drückender Schmerz im Rücken; in der Lumbalgegend. Die Wirbelsäule ist sehr berührungsempfindlich; Dorsalregion; Steißbein. Es ist ein sehr wirksames Mittel bei Spinalirritation. Stechende Schmerzen im Rücken; in den Schulterblättern. Reißen im Rücken; in der Halsregion; in den Schulterblättern. Steifer Rücken; Steifheit der Halsregion. Große *Schwäche* in der Lumbalregion.

Frostbeulen an den Füßen. Sehr nützliche Mittel bei Chorea. Kalte Extremitäten; Arme; HÄNDE; Fingerspitzen; Oberschenkel morgens; Füße eisigkalt nachts. Krämpfe in Beinen, Waden und Füßen. Blaue Hände. Trockenheit der Hände und Finger. Pickel und Bläschen an den Extremitäten. Kribbeln, besonders an den Füßen. Hitze der Handflächen und Füße; brennende Fußsohlen. Schwere aller Glieder. Hautjucken aller Glieder. Zucken der Beine; schlimmer im Schlaf.

Taubheit aller Gliedmaßen. Schmerzen aller Art in den Gliedern; rheumatisch; Arme; Schultern, Beine, Oberschenkel und Unterschenkel; Fersen. Schmerzen den Ischiasnerv hinab. Brennen in den Armen; Unterarme; Hände; Beine; Oberschenkel; Füße; Fußsohlen. Ziehen in den Gliedern; Arme; Oberarme; Unterarme; Oberschenkel; abends besser durch Bewegung und Gehen, schlechter im Sitzen; *Knie;* Unterschenkel. Wunder Schmerz, wie zerschlagen in den Gliedern; Oberschenkeln; Unterschenkeln. Stechen in den Gliedern; Armen; Schultern; Händen; Beinen; Hüften. Oberschenkeln. *Reißen in den Gliedern;* GELENKEN; *Armen; Schulter; Oberarm;* Unterarm; Handgelenk, Hand, Finger, *Beine,*

Hüfte, *Oberschenkel,* Knie, Unterschenkel; Zehen. Schmerzlose Paralyse der Beine. Schweiß an den Händen; kalt; Beinen; FÜSSEN; übelriechender Fußschweiß, unterdrückter Fußschweiß. Unruhe aller Gliedmaßen, besonders der Füße und Unterschenkel. Steifheit der Beine. Fußödeme. Spannung in der Kniekehle, in den Unterschenkeln; in der Wade. Spannung im Oberschenkel; abends. Schlechter im Sitzen; besser im Gehen; besser beim Anziehen der Beine. Zucken der Arme und Oberschenkel. Schwäche aller Glieder, besonders der Beine und Unterschenkel.

Komatöser Schlaf. Träume: ängstlich; vom Fallen; fürchterlich; schrecklich; von Unglück; von großer geistiger Anstrengung; lebhaft. Schläft spät ein. Schläfrigkeit nachmittags und nach dem Essen. Schlaflosigkeit vor Mitternacht und nach drei Uhr; schlaflos nach dem Erwachen. Nach Schlaf morgens unerfrischt; Erwachen zu früh; gegen drei Uhr; häufig.

Frost: nachmittags; abends; in kalter Luft; im Bett; nach dem Essen; *äußerlich;* Schüttelfrost; nach Schlaf. Fieber abends; nachts; *abwechselnd mit Frost.* Hitzewallungen. Schweiß; nachts; kalt; profus; im Schlaf.

Verminderter Gefühlssinn der Haut. Gefühl von Beißen nach Kratzen. Brennendes Gefühl nach Kratzen. Objektive Kälte der Haut. Die Haut bildet leicht Risse. Rote Flecken. Trockenheit der Haut mit Brennen. Ausschläge: Furunkel; brennend; Herpes; juckend; nässend; flüchtige Rötungen; schorfig; schlimmer nach Kratzen, *schmerzend;* UNTERDRÜCKT; eiternd; Urtikaria, schlimmer nach Kratzen; bläschenförmig. KRIBBELN am ganzen Körper. Jucken: juckendes Beißen, juckendes Brennen; juckendes Kribbeln; juckendes Stechen; schlimmer im warmen Bett. Hyperästhesie. Stechende Schmerzen in der Haut. Ulzera; blutend; brennend; blutige Absonderungen; *indolent;* juckend; schmerzlos; schmerzend.

Arzneimittelbilder

Die Arzneimittelbilder gehören zur Standardausstattung einer jeden homöopathischen Praxis und sind sowohl für die Ausbildung als auch für die spätere tägliche Praxis unverzichtbar.
Eine vollständige, quellenorientierte Neuübersetzung dieses Klassikers der Homöopathie ist notwendig geworden, die auf Grund des gewachsenen Umfangs in drei Teilen erscheinen wird.
Band 1: Abrotanum bis Capsicum
Band 2: Carbo animalis bis Lachesis
Band 3: Laurocerasus bis Zincum metallicum.
Der Übersetzer Rainer Wilbrand hat nach sechs Jahren intensiver Vorarbeit und sorgfältiger Quellenprüfung sogar Übertragungsfehler Kents bereinigen können.
Die typographische Aufbereitung des Textes, ein umfangreiches Quellenverzeichnis und ein ausführliches Register lassen das Werk zu einer äußerst zuverlässigen Arbeitshilfe für den homöopathischen Praktiker werden.

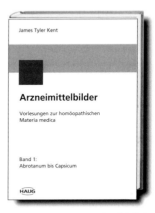

James Tyler Kent
Arzneimittelbilder
Vorlesungen zur homöopathischen Materia medica
Band 1: Abrotanum bis Capsicum
(Erster von drei Bänden)
Deutsche Übersetzung von Rainer Wilbrand
1997. Ca. 600 Seiten, gebunden
(nur zur Fortsetzung, Band 2 und 3 erscheinen jeweils 1998 und 1999)
Subskriptionspreis für Band 1:
DM 78,-/öS 569,-/sFr 71,-
(bis Erscheinen des 3. Bandes, danach)
Ladenpreis des Gesamtwerks ca.
DM 298,-/öS 2175,-/sFr 265,-
ISBN 3-7760-1592-6

- **Eine der wichtigsten homöopathischen Arzneimittellehren**
- **Kents Standardwerk der Homöopathie erstmals in vollständiger Neuauflage**

Karl F. Haug Verlag / Hüthig GmbH
Im Weiher 10, D-69121 Heidelberg
Tel. 06221/489-555
Fax 06221/489-410
Internet http://www.huethig.de

Die neuen Repertorien

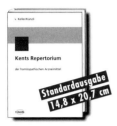

v. Keller/Künzli
Kents Repertorium
der homöopathischen Arzneimittel
14. Auflage 1997. Einbändige Standardausgabe
Ca. 2096 Seiten, 50faches Daumenregister,
Ledereinband, Format 14,8 cm x 20,7 cm
ca. DM 598,-/öS 4365,-/sFr 532,-
ISBN 3-7760-1650-7

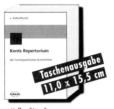

v. Keller/Künzli
Kents Repertorium
der homöopathischen Arzneimittel
1997. Einbändige Taschenausgabe der 14.
Auflage 1997
Ca. 2096 Seiten, 50faches Daumenregister,
Festeinband, Format 11,0 cm x 15,5 cm
ca. DM 298,-/öS 2175,-/265,-
ISBN 3-7760-1649-3

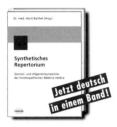

Dr. med. Horst Barthel (Hrsg.)
Synthetisches Repertorium
Gemüts- und Allgemeinsymptome der homöo-
pathischen Materia medica
Deutschsprachige Ausgabe in einem Band
Vollständig gesichtete und verbesserte Auflage der
bisherigen 4. Auflage der dreisprachigen Fassung
Teil 1 (Gemütsymptone) und
Teil 2 (Allgemeinsymptome)
Von Dr. med. Horst Barthel
Teil 3 (Schlaf, Träume, Sexualität)
Von Dr. med. Will Klunker
1998. Ca. 1.500 Seiten
Ca. DM 498,-/öS 3635,-/sFr 443,-
Subskriptionspreis bis Erscheinen
DM 448,-/öS 3270,-/sFr 398,50
Gebunden mit 10fachem Griffregister
ISBN 3-7760-1644-2
Voraussichtlicher Erscheinungstermin: Februar 1998

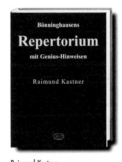

Raimund Kastner
Bönninghausens Repertorium
mit Genius-Hinweisen
1997. Ca. 650 Seiten, zweifarbig
mit 9fachem Daumenregister, 1 Abbildung
Ca. DM 498,-/öS 3635,-/sFr 443,-
Subskriptionspreis bis Erscheinen
DM 448,-/öS 3270,-/sFr 309,50
Großformat (23,5 cm x 31,5 cm),
Ledereinband mit Goldprägung
ISBN 3-7760-1640-X

Karl F. Haug Verlag / Hüthig GmbH
Im Weiher 10, D-69121 Heidelberg
Tel. 06221/489-555
Fax 06221/489-410
Internet http://www.huethig.de